Tina Brechtel-Franz

Rückenwind

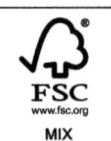

Tina Brechtel-Franz

Rückenwind

Mein Weg durch die Kinderwunschbehandlung

Bibliografische Information der Deutschen Nationalbibliothek:

Die Deutsche Nationalbibliothek verzeichnet diese Publikation in der Deutschen Nationalbibliografie.

Detaillierte bibliografische Daten sind im Internet unter http://dnb.dnb.de abrufbar

2. Auflage 2019

Umschlaggestaltung: Inga Lämmlein, Rodgau

Herstellung und Verlag: BoD – Books on Demand, Norderstedt.

ISBN: 978-3-74819-972-4

Für D.:

Jetzt macht alles einen Sinn!

Kennst du das Gefühl, wenn deine Gedanken Tango, Salsa, Cha-Cha und sonst was alles tanzen, dein Kopf aber trotzdem komplett leer ist und du keine Ahnung hast, wie du das jemals wieder sortiert bekommen sollst?

Es ist ja nix da!

Du hast keine Ahnung wie du nach Hause gekommen bist! Du bist ja mit der Leere in deinem Hirn und dem Durcheinander beschäftigt! Obwohl es da nix zu denken gibt! Ist ja immer noch nix da. Und trotzdem: pures Chaos!

An der leeren Gummibärchentüte in deiner Hand merkst du, dass du es auf dem Heimweg irgendwie geschafft haben musst, in einen Supermarkt zu gehen, die Tüte zu kaufen und bis auf den letzten Krümel zu verschlingen, noch bevor du vor der Haustür stehst!

Oh, aber ich habe mich noch gar nicht vorgestellt! Und sollte vielleicht am Anfang anfangen:

Hallo! Ich bin Tina!

33 Jahre alt. Seit drei Jahren glücklich mit M. verheiratet. Ein toller Mann!

Zusammen sind wir schon seit vierzehn Jahren. Ja, wir haben da irgendwie nicht den klassischen Weg genommen und auch nicht die alteingesessene Zeiteinteilung berücksichtigt.

Im echten Leben bin ich Finanzbeamtin. Vielleicht nicht so eine wie man sie sich vorstellt. Bieder mit Pullunder, Faltenrock, Bluse bis zum Hals zugeknöpft und politisch korrekt bis in die Zehennägel.

Ich bin eher das Gegenteil. Ein bunter Hund. Quietschbunt. Froh, wenn ich nicht auffalle. Wenn ich unter dem Radar fliege und einfach meine Arbeit machen darf.

Schwierig. Ich bin nämlich auch laut, auffällig und noch viel schlimmer: Ehrlich! Manchmal sogar abgrundtief ehrlich.

Vielleicht habe ich auch nur einfach das Herz am rechten Fleck und lache gerne.

Ich arbeite, um zu leben und lebe nicht, um zu arbeiten.

Natürlich gebe ich mein Bestes. Immer. Jeden Tag. Aber einen Arm reiße ich mir nicht aus.

Danke sagt ja auch niemand.

Und ich lerne. Jeden Tag. Von jedem Kollegen. Von meiner Arbeit. Von meinen Fehlern.

Hobbys: Sport, mein Garten, Lesen. Was man halt so macht. Kochen. Und wenn es ums Essen geht, könnt ihr mich alles fragen.

Ich bin ein Genießer.

Probiere gerne Neues. Laufe mit offenen Augen durch die Welt. Oder versuche es zumindest.

Da kam mir die Idee von einem Sabbatjahr sehr gelegen. Das gebe ich gerne zu.

Ein Jahr voll arbeiten bei halbem Gehalt. Aber dann: Ein Jahr nicht arbeiten. Aber auch bei halbem Gehalt. Wer will das nicht? Purer Luxus, sage ich euch. Und schon mal vorweg: Wenn du es dir leisten kannst - mach es!

Nicht arbeiten ist nicht das Ziel. Zeit haben ist der Luxus.

Mein Mann hat nämlich eine Stelle in Litauen angenommen. Eine Entsendung für drei Jahre.

Eine tolle Gelegenheit den eigenen Horizont zu erweitern. Etwas für sich selbst zu tun. Die Bremse reinzuhauen. Zeit zu haben. Einen Teil der Welt kennenzulernen.

Nicht ganz uneigennützig.

Und dann: Am besten direkt in die Elternzeit übergehen. Zeit für mich. Zeit für das Baby. Zeit zusammen. Zeit für meinen Mann und das Kind. Weniger Fernehe.

Ein schöner Plan. Und so einfach.

Dachten wir zumindest.

Statt Babies gab es nämlich eine gynäkologische Katastrophe:

Aufgrund ganz übler Menstruationsbeschwerden, fieser Schmerzen im Unterbauch, saukurzer Zyklen, zweijähriger Erfolglosigkeit trotz tiptop Spermiogramm und der Tatsache, dass alles Planen, Temperatur messen, Schleim beobachten, Sex nach Plan und auch das Ganze wieder ignorieren nichts gebracht haben, haben wir einen Beratungstermin in der Gynäkologie der baltisch-amerikanischen Klinik in Vilnius gemacht. Klartext: Kinderwunschzentrum.

Das war freitags und ich entsprechend seit Donnerstag nicht mehr wirklich entspannt.

Irgendwie hatte ich wohl auch schon länger ein ungutes Gefühl. Ein Gefühl, dass irgendwas nicht stimmt vielleicht...

M. hatte glaube ich auch schon eine dunkle Ahnung. Vielleicht auch schon Torschlusspanik. Auch Männer werden schließlich älter.

Tja, das oben Beschriebene, war die Reaktion auf dem Nachhauseweg von der Klinik.

Hier also eine kurze Aktualisierung: Mein Name ist Tina, ich bin 33 Jahre alt, seit 3 Jahren glücklich verheiratet - und unfruchtbar!

Nix mit Pralinenfüllung.

Ich hätte nie gedacht, nie auch nur annähernd einen Gedanken daran verschwendet, dass wir oder ich (!) keine Kinder kriegen können, dass wir damit Probleme kriegen.

Ich habe immer auf mich aufgepasst.

Ich war auch mal jung. (Eigentlich bin ich das noch, ich werde nämlich nicht älter, ich werde besser!) Klar.

Ich habe auch mal irgendwas geraucht und war auch mal beschickert von Sekt oder Schorle. Natürlich.

Aber ich habe auch immer auf mich aufgepasst: Immer Sport getrieben. Immer auf meine Ernährung geachtet. Versucht meinem Körper und meiner Seele etwas Gutes zu tun.

Also: Was!?! Soll!?! Das!?!

Fakt ist: Ich habe Endometriose.

Wildgewordene Gebärmutterschleimhautzellen, die meinen, sie müssten sich überall ansiedeln, wo sie nicht hingehören! Dort machen sie dann natürlich auch schön brav den Zyklus mit. Nur nicht zu rebellisch sein und auffallen. Unter dem Radar fliegen eben...

Heilen kann man es nicht. Aber operieren oder mit Hormonen bändigen.

Oder man bekommt die Scheißerchen irgendwie anders unter Kontrolle, damit es erträglich ist. Mit den Wechseljahren erledigt sich das Problem dann nämlich von alleine.

Das Gute an dem Malheur ist nämlich, dass sie, trotz dem ganzen Unheil das sie anrichten, von der gutartigen Sorte sind. Keine Schmerzen? Kein Problem!

Es soll auch Frauen geben, die trotz Endometriose völlig schmerzfrei sind! Und vielleicht sogar schon Mütter von einem oder vielen wunderbaren Kindern sind…

Und alles ohne überhaupt von den Scheißerchen zu wissen.

Mein Scheißding hat einen Durchmesser von drei Zentimetern (!) – der Doc siehts mit bloßem Auge! – und liegt in der Gebärmutter und vermutlich im Darm und Rektum und – das ist der Supergau – ist verbunden. D. h. wenn man operiert: durch zwei Öffnungen.

Aber dann wird's mit dem Schwanger werden auch nicht einfacher…

Mal ganz abgesehen von meinem fortgeschrittenen biologischen Alter. Es sind nämlich auch zu wenige Eierchen in Warteposition. Man spricht dann in Fachkreisen von „einer zu geringen ovariellen Reserve".

Ergo: Wenn eigene Kinder, dann durch künstliche Befruchtung und zwar so schnell wie möglich.

Weil man ja irgendwann wohl operieren muss…

Allerdings: Eine Schwangerschaft bremst die Endometriose aus! Sie heilt zwar nicht, aber wird dann nicht schlimmer und fährt dann auch keinen Zyklus zum Piesacken.

Und: Wir wären in einem guten Alter für diese Versuche und alle anderen Werte und Voraussetzungen wären auch gut. Wir hätten wohl gute Chancen…

Wir machen nochmal Blutabnahme für die aktuellen Werte, damit man und Arzt es genau weiß.

Ergebnis: Alle wichtigen Hormone sind außerhalb des normalen Bereichs! Überraschung!

Es muss wirklich schnellstmöglich über künstliche Befruchtung nachgedacht werden! Wer hätte das gedacht…? Natürlich…

Mit dem Wissen versuche ich mich seit knapp zwei Tagen im Kopf zu sortieren. Irgendwie ist meine ganze Welt auf den Kopf gestellt. Meine ganzen Gedanken und Entscheidungen basierten auf einem falschen Fundament und müssen überdacht und neu getroffen werden…obwohl sich eigentlich nichts geändert hat…aber irgendwie hat sich doch alles geändert…nicht das böse Schicksal hat sich eingemischt, sondern eine beschissene Krankheit, die immer noch Rätsel aufwirft.

Du bist so hilflos wie ein Maikäfer auf dem Rücken. Weißt nicht wie dir geschieht. Und obwohl du eine Ahnung hattest, trifft es dich wie aus dem Nichts. Mit voller Wucht.

Am schlimmsten ist aber, dass ich mich von meiner Ärztin in Deutschland, bei der ich seit Jahren bin - für alles: Vorsorge, Pille, Blutwerte, whatever - so verarscht und alleingelassen fühle.

Ist ja nicht so, dass ich ihr nicht von meinen Beschwerden erzählt habe. Die Antwort war:

Dann nehmen Sie halt eine Schmerztablette!

Obwohl ich solche Schmerzen vorher nicht hatte. Nie. Nicht einmal annähernd. Ein bissl Rücken, ein bissl Ziehen, damit man nicht aus allen Wolken fällt, wenn der rote Indianer wieder vorbeischaut. Und das Ding von drei Zentimetern ist bestimmt nicht in den letzten paar Tagen, Wochen oder Monaten wie der Phönix aus der Asche aus dem Nichts entstanden. Ehrlich!

Ich habe sogar konkret nach Endometriose gefragt.

Tja, irgendwann fängt man an, sich einzulesen und dann hat auch die Endometriose früher oder später ihren Auftritt – eher früher…

Hilft ja alles nix. Ich bin froh, dass man sich jetzt um mich kümmert!

Lange Rede kurzer Sinn: Ich kann auf natürliche Weise keine Kinder bekommen.

Es gibt immer mal wieder ein Wunder....sicher.

Leider weiß man vorher nie für wen!

Ich pienze nicht und mache jetzt einfach irgendwie das Beste daraus.

Und ich habe entschieden, dass für mich jetzt der Zeitpunkt gekommen ist, mir mein Gynäkologisches-Katastrophen-Kompetenzteam zusammenzustellen.

Das sollte jeder haben. Wer dazu gehört, ist Geschmackssache. Eltern, Freunde, Kollegen, Bekannte. Und ganz viel Gefühlssache. Ich entscheide das – so wie die meisten Sachen – aus dem Bauch heraus. Klar ein bissl Verstand kann man nie ganz ausschließen – sollte man auch nicht! Aber Gefühle, Wohlbefinden sind bei unserem Thema ganz, ganz arg wichtig! Ich würde sogar sagen am aller wichtigsten! Und es tut einfach gut, wenn man den ganzen Scheiß einmal laut ausgesprochen oder für den Anfang in einer Email runtergetippt hat. Das müssen nicht viele sein, aber es sollte jemand sein, dem man zutraut, dass er es verkraftet, wenn man die Diagnosen und Gedanken teilt. Und der sich auch der großen Ehre bewusst ist, diesen besonderen Lebensabschnitt mit uns gehen zu dürfen.

Ich wundere mich übrigens, wie hart im Nehmen die meisten sind! Grundsätzlich hat jeder Verständnis, hört sich alles an und beteuert, dass man selbstverständlich die persönliche Schmerzgrenze nicht überschritten habe.

Hoffentlich sind sie da alle ehrlich... In meinem fruchtbaren Leben wäre ich wohl nicht so großzügig und tolerant gewesen....

Zeit für ein riesengroßes von einem Einhorn in Regenbogenfarben gepupstes wohlklingendes: DANKE!

Aber wir halten an dieser Stelle mal fest: Uns geht's gut!

Und noch etwas:

Das hier ist kein medizinischer Ratgeber, sondern nur ein Erfahrungsbericht.

Einfach nur eine Wiedergabe meiner Erfahrung, meines Verständnisses, meiner Gedanken und Gefühle.

Falls es hier medizinisch nicht vollständig korrekte oder sogar falsche Aussagen gibt, bitte ich mir das nachzusehen.

Es ist einfach nur das, was bei mir und meinem zu dem Zeitpunkt stark malträtierten Hirn hängen geblieben ist.

Ich habe selbstverständlich recherchiert und mich informiert.

Trotzdem: Ich bin kein Arzt und erhebe darum auch keinen Anspruch auf medizinisch vollumfängliche Richtigkeit.

Der nächste Schritt kann gemacht werden: Auf geht es zu neuen Ufern. Nichts überstürzen (das geht gar nicht! – meine ich), aber handeln.

Außerdem: Wenn man sich nicht traut, es nicht probiert und versucht, dann kann es auf gar keinen Fall funktionieren!

Schon allein aus psychologischer Sicht ist es am besten einfach alle Möglichkeiten auszuprobieren. So macht man sich wenigstens in ein paar Jahren keine Vorwürfe und grübelt nicht „Hätte ich damals nur…wer weiß wie es ausgegangen wäre…" Solange die seelischen und körperlichen Nebenwirkungen nicht zu stark, das Seelenheil und die Gesundheit nicht leiden…

Zu jedem Thema gibt es verschiedene Ansichten und dann muss man sich einfach auf sein Gefühl verlassen.

Es gibt ja diesen schönen Spruch:

„ Man bereut im Leben immer nur die Dinge, die man nicht getan hat."

Genau das ist es!

Das ist übrigens auch ein O-Ton meines Kompetenzteams. Danke S..

Das köpfische Chaos nimmt langsam Form an. Und die fühlt sich gut an!

Für mich gestaltet sich das so: Es ist eine Krankheit! Und wenn man einen gebrochenen Fuß hat, tut man ja auch alles – OPs, Reha, Krankengymnastik, Schonen, Medikamente usw. – damit er heilt und – viel wichtiger – keine (Spät-) Folgen bleiben!

Es steht folgender Masterplan:

Erstmal in aller Ruhe eine künstliche Befruchtung hier in Vilnius durchziehen. Die Klinik soll sehr gut sein. Eher klein, persönlich. Der erste Eindruck hat gepasst. Natürlich auch das Bauchgefühl und der Arzt hat eh einen Stein bei mir im Brett. Er gibt mir ein gutes Gefühl, erdet mich immer so ein bissl. Mal ganz davon abgesehen, dass er den – vermeintlichen Ursprung allen Übels – entdeckt hat.

Außerdem ist das organisatorisch im Moment so für uns am einfachsten. Die Versicherung bezahlt, weil es EU ist. Und irgendwie kommt es mir so vor, wie wenn das Ganze hier ein bissl „bodenständiger" – passt das in diesem Zusammenhang? – abläuft. Es ist irgendwie nicht super-schlimm-außergewöhnlich. Sondern, ganz in meinem Sinne, völlig unspektakulär.

Wie oft? Keine Ahnung!

Die Endometriose lasse ich dann zu gegebener Zeit in Deutschland operieren, mit allen Spezialisten, die nötig sind und sich finden lassen! Nur das Beste für mich! Das habe ich verdient!

Am liebsten minimalinvasiv. Schlüsselloch-Op, wie man so schön sagt.

Ja, da hätte ich bestimmt Spaß dran, wenn man den Müll endoskopisch mit ein paar kleinen Schnittchen entsorgt.

Aber da kümmere ich mich konkret drum, wenn ich muss. Und/oder will.

Wie heißt es so schön:

Man kann den Wind nicht ändern. Aber die Segel neu setzen!

Das ist wie Rückenwind beim Fahrradfahren. Es wird nichts anders gemacht, man bekommt einfach nur ein bisschen Unterstützung oder Hilfe. Vielleicht auch wie beim E-bike-Fahren oder bei Starthilfe für eine leeren Batterie.

Es gibt keine Probleme! Nur Herausforderungen.

So, jetzt Butter bei die Fische und das Wort zum Sonntag:

Eine künstliche Befruchtung ist bestimmt nicht das, was man sich wünscht! Oder woran man als erstes denkt, wenn man den Startschuss für Nachwuchs gibt und in die Familienplanung einsteigt.

Aber: Wenn es klappt, ist es immer noch selbstgemacht!

Auf, auf zu neuen Ufern und zum nächsten Masterplan: Startschuss für die Babyplanung, sprich erster IVF-Versuch.

Naja, so hoppla die hopp geht's natürlich auch nicht! Wer hätte das auch erwartet? Ich doch nicht... Wir starten im Schneckentempo: Erstmal zwei Monate die Pille nehmen, um den Zyklus in den Griff zu kriegen und runter zu regulieren. Das hält dann auch so lange mal die Endo bei Laune. Zwei Fliegen mit einer Klappe. Gefällt mir!

Am magischen zehnten Tag vom zweiten Zyklus nochmal in die Klinik, hophop. Da werden dann nochmal Hormonspiegel mit dem voraussichtlichen Eisprung geprüft. Für die Zubereitung der Hormon-und-Medikamenten-Suppe zur individuellen Einnahme. Und für die weitere akribische Tagesplanung.

Bis dahin habe ich noch einige Aufgaben zu erfüllen.

Die Versicherungen denken ja immer, man hätte Spaß an solchen Behandlungen und man macht die einfach mal so, weil man sonst nichts Besseres zu tun hat. Darum werden sie auch nicht müde, blöde Fragen zu stellen und Zahlungen hinauszuschieben. Nach ganz weit hinten, ganz ganz weit hinten. Und wenn man denkt: „So jetzt hat man aber alles. Wirklich alles! Alles, alles, ALLES!" Dann fällt ihnen doch noch was ein.

Ist ja nicht so, dass ich das vorher abgeklärt hätte und mir vorab alles schriftlich habe geben lassen und alle, wirklich alle Unterlagen eingereicht habe, die mir zur Verfügung stehen.

Kann auch sein, dass sie dann plötzlich nochmal eine schriftliche Bestätigung vom Arzt wollen, wo denn genau die Endometriose sitzt (Dafür gibt's dann natürlich eine neue Arztrechnung, über die man sich vorzüglich streiten kann...). Und warum man sich noch nicht operieren hat lassen. Und warum man denn überhaupt eine künstliche Befruchtung durchführen lässt.

Im Universum der Versicherungen geschehen nämlich immer noch viel mehr Wunder als in unserem. Da passiert es andauernd, dass sich die Endometriose einfach in Luft auflöst. Puff! Und plötzlich tanzen wir alle mit unseren dicken Babybäuchen über duftende

Sommerwiesen und wissen gar nicht mehr, was überhaupt das Problem war. Am Arsch die Räuber!

Und: Nee, nee, wenn es nach den Versicherungen geht, darf man das als menschliches Individuum nicht selbst entscheiden, ob man sich operieren lässt oder nicht. Egal, völlig egal, was bei welcher Operation auch immer alles schief gehen kann. Und egal, ob eine OP für das akute Dilemma irgendeinen Vorteil bringt. Nein, nein, nein!

Das ist für uns alles Spaß und Freude. Dass wir uns auch irgendwo auf die Qualität der Diagnosen und das Können der Ärzte verlassen müssen, bilden wir uns nur ein. Ganz klar.

Und dann, wenn ihnen wirklich nichts anderes mehr einfällt. Dann fangen sie noch beim Mann an. Und bei seiner Versicherung. Und was man da denn schon eingereicht hätte und einreichen hätte können. Aber das würde hier den Rahmen sprengen. Nein, sogar pulverisieren.

Was ich eigentlich sagen wollte: Sie wollen dich mürbe machen!

Nicht zulassen! Kämpfen! Wie ein Samurai! Die warten nur darauf, dass du aufgibst und sie dich wie Aasgeier zerpflücken können.

Es wird heiße Diskussionen geben.

Und jedes Mal bekommst du deine Unzulänglichkeiten unter die Nase gerieben.

Und jedes Mal kommt der bittere Geschmack und die Traurigkeit von ganz tief unten wieder hoch.

Das ist so. Aber das geht auch wieder vorbei. Zum Glück.

Es gibt Dinge, die können sie dir nicht erklären! Weil sie selbst nicht wissen warum.

Erwarte kein sensibles Vorgehen! Oder Verständnis!

Mach dich auf einen harten, zähen, langen Kampf gefasst!

Den du gewinnst!

Eine Rechtschutzversicherung könnte durchaus sinnvoll sein, selbstverständlich bei einem anderen Anbieter, als dem der Krankenversicherung.

Ich habe schon öfters mal den Rechtsanwaltsjoker gezogen.

Aber zur Ehrverteidigung der korrekt und sensibel arbeitenden Versicherungsangestellten muss ich hier dringendst noch erwähnen, dass es auch durchaus sehr mitfühlende Exemplare gibt, die ihren Job und die prekäre Situation verstehen und in nullkommanix die Auszahlung anordnen! Jubel, Freude, Heiterkeit!

Schließlich geht es hier nicht um zwei Currywürste aus der Portokasse, sondern um imposante vierstellige Summen.

Ein entsprechendes finanzielles Polster kann dann durchaus auch nichts schaden.

Noch ein wichtiges Thema: Wie sage ich es meinen Eltern? Also unseren Eltern?

Muss man das überhaupt? Weiß ich nicht!

Aber ich hatte irgendwie das Gefühl: Ja!

Denn auch wenn sie es nicht zugeben, sie warten alle auf Enkel! Durch die Bank!

So hat man dann mal reinen Tisch gemacht und kann sich weiteren peinlichen Fragen und Momenten entziehen.

> Du hast das schon gut gemacht! Einmal raus mit der Wahrheit und gut is'!

O-Ton T..

Danke! Das Kompliment nehme ich gerne an.

Wenn man keine Kinder hat, bedeutet das nämlich nicht automatisch, dass man keine will!

Wer was erzählt bekommt und ob man es überhaupt öffentlich macht, ist eine ganz eigene und individuelle Entscheidung.

Man kann auch selbst entscheiden, wer wieviel Informationen bekommt! Mal ein bissl mehr, mal ein bissl weniger...

Das ist nicht nur für dich selbst gut und entlastend, sondern auch für die anderen!

Man glaubt nicht, wie vielen Frauen es so geht, die Probleme haben schwanger zu werden! Oder den Paaren, manchmal liegt es nämlich auch an der Krönung der Evolution: dem Mann...

Glücklich, wer überhaupt einen Grund hat.

Ja, mit der Offenheit und Ehrlichkeit fahre ich echt ganz gut!

Außerdem gibt's so viele Frauen – auch in meinem nahen Umfeld – die ihre Probleme für sich behalten und dann richtig aus sich raus kommen, wenn sie meine Offenheit bemerken und einfach drauflos plappern! Ich merke da immer, dass sich da ganz viel anstaut und früher oder später sowieso raus muss... und das tut den Mädels dann unheimlich gut.

Auch, dass man sich mit jemanden unterhalten kann, der auch ein bissl Hintergrundwissen hat und vielleicht noch Informationen, Adressen, Erfahrungen austauschen kann.

Und jeder hat seine eigene Geschichte.

Bei direkten Fragen kriegt jeder eine ehrliche Antwort, manchmal ausführlicher, manchmal eine etwas kürzere...Gefühlssache...

Grundsätzlich denke ich, dass jeder, der den Mut oder die Dreistigkeit aufbringt, jemand nach seiner Familienplanung zu fragen – einem sehr persönlichen und intimen Thema, vielleicht DAS persönlichste und intimste Thema überhaupt – der muss auch mit der Konsequenz leben! Und das heißt in meinem Fall: Ich kann keine Kinder bekommen. Zumindest nicht auf natürliche Weise.

Ich frage mich auch oft, ob sich die Arbeitgeber, die – aller gesetzlicher, sozialer, psychischer und höflicher Regelungen zum Trotz – ihre Mitarbeiter und insbesondere die jungen frisch verheirateten Frauen nach ihren Zukunftsplänen und ihrer Familienplanung fragen, ob die auch in die andere Richtung denken. Was, wenn die Untergebene plötzlich heulend vor dem Vorgesetzten zusammenbricht? Oder noch schlimmer: Ihre ganze beschissene Geschichte erzählt? Dass sie es seit Jahren probieren. Dass es nicht funktioniert. Was sie alles schon ausprobiert haben. Unter welchen Krankheiten sie leidet. Welchen Behandlungen sie sich schon unterzogen hat oder unterzogen haben. Welche Gedanken ihr durch den Kopf gehen. Immer wieder. U. s. w..

Liebe Vorgesetzte: Seid ihr dem gewachsen?

Natürlich: Man muss auf diese Frage nicht antworten. Bei diesem sensiblen, intimen und höchst persönlichen Thema ist es unmöglich nichts zu sagen. Körpersprache, Mimik, Gedanken- oder Redepausen etc. geben so viele – zu viele – Informationen preis. Gewollt oder ungewollt.

Das ist Diskriminierung.

Ich wollte mir diesen Schuh nicht anziehen!

Wie gesagt: Hier trennt sich die Spreu vom Weizen:

Es gibt Menschen, die fühlen sich peinlich berührt und verlieren dir gegenüber nie mehr ein Wort darüber.

Gut. Die Fronten sind geklärt. Aber nach deinem Befinden oder deinem Masterplan oder sonst etwas fragen sie auch nicht.

Das muss nicht schlecht sein! Es ist auch irgendwo Selbstschutz. Sie wissen Bescheid, aber fragen nicht. Das heißt, sie reißen auch keine Wunden auf. Da können wir schlichtweg darauf verzichten. Und, sind wir ehrlich: Bei einigen Personen ganz besonders!

Es gibt schließlich auch so genügend Situationen, in denen wir uns - gewollt oder nicht – mit uns und unseren Unzulänglichkeiten beschäftigen müssen.

Auch denken viele, dass das für uns sooo schlimm ist, dass man da nie mehr wieder darauf angesprochen werden will! Und man kann uns schon gar nicht erzählen, wenn es endlich geklappt hat. Wenn man schwanger ist.

Falsch!

Ich freu mich über jeden Krümel, der angekündigt wird!

Warum denn auch nicht? Mein steiniger Weg hat doch überhaupt nichts mit dem Glück der anderen zu tun! Die können doch nichts dazu!

Klar, ich hab auch schlechte Tage. Richtig schlechte Tage! Tage, an denen alles und jeder scheiße ist. Scheißtage!

Besonders dann, wenn manche schon das Zweite kriegen und wir basteln hier immer noch am Ersten rum. Oder wenn bei einer der besten Freundinnen jeder Schuss ein Treffer ist und hoppladiehopp noch schnell eine Pralinenhochzeit eingeschoben wird.

Klar, man hat da ein bissl dran zu knabbern! Vielleicht auch ein bissl mehr. Aber das ist eine Momentaufnahme und ändert rein gar nichts daran, dass das meine Freundinnen, Kolleginnen, Bekannten oder Verwandten sind! Und die immer noch nix dazu können! Und ich sie immer noch sehr und unheimlich liebe! Und allen – insbesondere dem Krümel – alles Glück der Welt wünsche und immer für sie da bin!

Außerdem habe ich festgestellt, dass das Dran-zu-Knabbern-haben auch einem Zyklus unterliegt! Vielleicht auch dem Menstruationszyklus... Tja, kaum zu glauben, aber das bissl an Hormonen, das noch da ist, treibt dann so ein Unwesen in meinem Hirn, dass ich für ein paar Stunden aus einer wunderschönen fröhlichen und freudigen Nachricht ein Drama hoch drei mache! Man könnte meinen, ich würde in eine Depression fallen – fast! Gott sei Dank besitze ich das Talent mich selber am Kragen wieder aus der Scheiße zu ziehen. Das funktioniert zum Glück immer! Auch dann!

Und da zyklusunterworfen, sogar ohne großes Zutun, sondern einfach durch Abwarten! Also quasi von alleine! Probiere es aus....

Ehrlichkeit, kann aber auch schnell anstrengend werden.

Du bekommst dann auch ganz viele gute Ratschläge. Die meisten hängen mit „nicht zu sehr wollen" zusammen.

So ungefähr:

> Ich hab das Thema eigene Kinder eigentlich zu 50 % abgeschlossen!

> Dann klappt es doch immer am besten!

Ja, genau! Und am besten fahren wir einfach mal in Urlaub, um uns zu entspannen...! Und denken einfach nicht mehr daran...!

Ist ja alles soooo einfach!

Oder was exotisches, etwa so:

> Die meisten Leute sprechen einem nicht mehr darauf an und fragen auch nicht, wie es einem geht!

Das kann ich durchausverstehen, weil eine Geburt ein so emotionales Erlebnis ist, dass man da vielleicht nicht einfach so drüber sprechen kann! Das war bei uns auch so!

Und los geht's mit den neuesten Schnappschüssen vom Sohnemann...!

Aber Moment: Hallo! Geburt? So weit sind wir doch noch gar nicht! Noch lange nicht! Hä????

Nicht falsch verstehen! Die meinen es alle gut! Wirklich!

Die beißen nicht! Die wollen nur spielen.

Aber sie können es sich einfach nicht vorstellen, dass das auf Biegen und Brechen einfach nicht klappen will. Medizinische Gründe hin oder her.

Sei großmütig, lächle und kotze dich bei nächster Gelegenheit bei deinem Kompetenzteam aus!

Oder beim Göttergatten. Der hat sich nämlich mittlerweile zu einem richtig guten Lästerpartner gemausert! Zumindest, wenn es um dieses Thema geht.

Natürlich hat er keine Ahnung, wie das ist die, Beine breit zumachen. Oder wie das ist, wenn dauernd fremde, wechselnde Männer in dir rumsuchen.

Ihm geht es vielleicht anders. Aber nicht besser!

Und zu zweit macht Lästern viel mehr Spaß! Ich schwöre!

Es ist auch unbedingt wichtig den richtigen Mann für dieses Projekt zu haben.

Ist es nicht der Richtige, merkt man es spätestens jetzt.

Es gibt aber auch noch die Menschen, die sich wirklich für dich, deine Gesundheit, dein Wohlbefinden interessieren und dir von Herzen alles erdenklich Gute wünschen. Und Gönnen! Das Kompetenzteam eben.

Hier kommen dann solch starke, wichtige Aussagen, Fragen und echtes Interesse und Feingefühl:

Ich finde das gut, dass du da so offen mit umgehst. Du kannst nichts dazu und an der Sache ist auch überhaupt nichts Verwerfliches dran!!!

Wenn dir die Fragen zu weit gehen, einfach ignorieren.

Wo war ich denn eigentlich? Ahja, Eltern und Schwiegereltern.

Wir haben Klartext gesprochen und wie sich herausstellte, hat meine Schwiegermutter auch eine Kinderwunsch-Odyssee hinter sich. Furchtbar! Ehrlich!

Sie hatte auch Endometriose und hat sich damals – also nach der Geburt der zwei Jungs – für eine Gebärmutterentfernung entschieden. Und das war auch gut so, weil hinter der Gebärmutter auch schon Verwachsungen waren, die damals ansonsten niemand entdeckt hätte.

Ich habe mich mittlerweile ganz gut mit der IVF arrangiert. Und sogar einen persönlicher Wunsch-Verlauf ausgearbeitet.

Im Moment wäre der wie folgt:

Erster Versuch mit künstlicher Befruchtung klappt. So gut, dass es Zwillinge gibt. Natürlich ein Mädchen und ein Bub. Kaiserschnitt, ist dann ja oft so, und wenn ich dann eh offen bin und im Dillierium liege, sollen sie einfach alles rausholen, was nicht mehr gebraucht wird und mich piesakt, weil es da unten sein eigenes Ding dreht!

Irgendwie schräg, gell?

Aber so ist das menschliche Gehirn! Also zumindest meins...

Aber je mehr ich darüber nachdenke, desto mehr Gefallen finde ich an dem Plan, dem Schicksal ein Schnippchen zu schlagen und hoppla-die-hopp alles auf Anfang zu stellen, wie wenn nichts gewesen wäre.

Die Anstrengungen zwei Säuglinge zu versorgen oder zum Schlafen zu bringen ignorieren wir an dieser Stelle einfach.

Nicht abschweifen, weiter im Hindernislauf:

Ich muss schließlich in den nächsten Wochen noch meine Hausaufgaben machen.

Insbesondere das „vorgeschriebene" Aufklärungs- und Beratungsgespräch. Natürlich mit einem anderen, nicht behandelnden, Arzt.

Wir haben gedacht, wir könnten das mit dem Einholen einer Zweitmeinung beim Professor in S. und einem langen Wochenende in good old Germany verbinden.

Fehler, großer Fehler.

Und so nahm das Drama seinen Lauf:

Erst ruft mich das Sprechstundenmädel an, wir müssten meinen Termin verschieben, weil der Doc unvorhergesehen in den OP muss. Zum Glück war es die Nette und nicht die, bei der ich den Termin ausgemacht habe. Die Gute war nämlich bissl kratzig.

Gut, kein Problem, wann soll ich denn kommen?

Halb acht!?

Ich hab ihr dann kurz erklärt, dass ich das nicht schaffe, weil mein Flieger erst um 7.20 in Frankfurt landet, ich aber gerne einen Termin an dem Tag hätte, weil ich extra dafür anreise.

Kein Problem, wie gesagt, die Dame war sehr nett! Also Nachmittag 15.15 Uhr, dann verschiebt sie den Rest. Gut!

Wir dann überpünktlich losgefahren, um 14.45 Uhr um genau zu sein, für eine Strecke, für die ich eigentlich nur zwölf Minuten brauche oder so. Mit Parkplatz finden und Gyn suchen, habe ich gedacht, lieber einen Puffer einbauen.

Wir waren trotzdem nicht pünktlich.

An dem Tag war nämlich ein sehr schwerer Unfall auf der Bundesstraße. Alles gesperrt. Alles dicht. Wir sind dann wohlweislich schon mal früher abgefahren und über die Käffer getingelt. Die Idee hatten natürlich auch schon andere. Rechts rum war auch schon knülle, also links rum. Wir sind dann auch ein paar Meter weiter gekommen – bis zur Baustellenampel! Hat also auch länger gedauert.

Ich hab dann mal das Telefon gezückt und die Praxis angerufen und die Nette sagt schon:

Ach, Sie stehen bestimmt auch im Stau! Sie sind nicht die Einzige!

Alla gut. Weiter im Programm und durch das nächste und letzte Kaff zuckeln. In der Stadt drinnen ging es dann überraschend gut – war ja keiner da, weil die ganzen Zufahrten verstopft sind.

Und wir sind mit Parkplatz suchen usw. dann nur mit circa zehn Minuten Verspätung aufgeschlagen.

Da sitzt so ein junges Ding. Vielleicht fünfzehn oder sechzehn Jahr alt. Mit Ihrer Mutter. Oder auch Oma. Sie scheint schwanger zu sein. Will das Kind aber nicht. Vom Bauch her ist es aber wohl schon zu spät, sich darüber Gedanken zu machen. Sie motzt die ganze Zeit vor sich hin:

> Wenn dem Kind was passiert ist. Ich zeig den an, Alter. Aber voll.

Sie scheint wohl den Arzt zu meinen. Aus dem Gebrabbel kann ich das irgendwie entnehmen.

Das Rumgenöle hängt mir in den paar Minuten schon zum Hals raus.

Ich sitze hier, weil ich gerne ein Baby hätte und sie...?

Egal.

Die Mutter-Oma kanns auch schon nicht mehr hören. Sie versucht trotzdem ihr immer gut zuzureden. Ist ja schließlich das eigene Fleisch-und-Blut. Trotzdem. Ein Ansatz von Fremdschämen und Erschöpfung kann nicht geleugnet werden.

Gott sei Dank werden wir dann schon aufgerufen.

Hätte ich gewusst, was mich erwartet, wäre ich noch in dem Moment auf den Hacken umgedreht.

> Ahhh...guten Tag...was kann ich für Sie tun... blänkel, blänkel?

> Blablabla...Endometriose...Uterus und Rektum und auch noch verbunden... fiese Schmerzen... Zweitmeinung... andere Baustellen: fortgeschrittenes medizinisches Alter, Antimüllerhormon, follikelstimulierendes Hormon... künstliche Befruchtung wurde uns angeraten und erst dann operieren. Da bräuchten wir dann auch das Beratungsgespräch, damit die Versicherung die Kosten übernimmt... Ah, im Moment nehme ich die Pille.

Ist ja nicht so, dass ich das schon gesagt hätte, als ich den Termin ausgemacht habe...

Was machen Sie denn, wenn es Ihnen so dreckig geht?

Bewegen…versuchen den Schmerz wegzuatmen – man probiert ja irgendwann alles…entspannen…ganz lange heiß duschen…und wenn ich mir nimmer zu helfen weiß, nehme ich aus purer Verzweiflung auch mal eine Schmerztablett, obwohl das meiner Meinung nach überhaupt nichts bringt.

Das mit den Schmerztabletten sollten Sie sein lassen, weil dadurch dann Ihre Nieren versagen!

Ich nehme Sie ja nur selten und mit der Pille ist es schon besser geworden!

Ja, aber dann werden Sie ja nicht schwanger!

Schlauberger!

Das Telefon klingelt dauernd – und er geht natürlich auch noch dran.

Eine Mitarbeiterin legt ihm gefühlt tausend Dokumente zur Unterschrift vor. Auch diese Aufgaben erledigt er.

Weiter im Programm: Untersuchung - Ultraschall, abtasten - der übliche Standard.

M. erstmal raus…

Der Dr. E. spricht mit seiner Assistenzärztin. Die ist wahrscheinlich auch nur da, weil ich ein medizinisches Wunder bin. „Mit bloßem Auge sichtbar" ist der Zaubersatz. Schön, dass sie mich das auch noch merken lassen. Niemand spricht mit mir. Eine reine Fleischbeschau. Wenn ich nicht mitmachen müsste, wäre ich schon weg. Aber es geht ja schließlich um meine Gesundheit! Eigentlich. Hoffe ich.

Wie sich die Ärzte so über mich hinweg unterhalten haben, konnte ich doch ein paar Gesprächs-fetzen aufschnappen. Die zwei haben wohl die Eierstöcke vermessen. Die beiden scheinen unterschiedlich groß und beide voller Follikel zu sein!

Für mich hört sich das aber positiv an.

Mit meinen schlechten Hormonwerten und anderen springt ja wahrscheinlich noch nicht einmal jeden Monat ein Ei.

Ich war dann auch noch so überrumpelt, dass ich das Nachfragen völlig vergessen habe.

Und M. dann wieder rein.

> Ja, also das wird schon Endometriose sein, aber um das letztendlich feststellen zu können, müsste man eine Bauchspiegelung machen. Dabei könnte man dann gleich mal die Eileiter durchspülen – aber lassen Sie mich kurz überlegen, ich brauch ein bissl Zeit um mir meine Meinung zu bilden – mhhhmmmm...ja...ich denke wir sollten erst operieren und dann nochmal auf natürliche Weise versuchen, das gibt dann manchmal einen Fruchtbarkeitsschub.... Aber Sie wissen ja, dass das bei Ihnen dann zu einem künstlichen Darmausgang führen kann!

Bäng! Voll in die Fresse.

> Was halten Sie denn von der Variante von meinem Arzt in Litauen?

> Ja, kann man so machen, aber der hat das bestimmt nur gesagt, weil dort das Narkoserisiko viel höher ist! Und mit bloßem Auge sieht man das auch nicht, wenn er meint, man sieht das ohne Geräte.

Wir leben im Moment also in einem Drittweltland. Was für ein Quatsch!

Ja, ist der Mann noch bei Sinnen?

Könnte es passieren, dass ich nach der Entfernung der Endometriose unfruchtbar bin, man also die ganze Gebärmutter entfernen muss?

Theoretisch kann das schon passieren, aber da Sie ja noch jung sind und mitten in der Familienplanung stecken und es nicht nur um Schmerzfreiheit geht, würden wir da natürlich ganz vorsichtig vorgehen. D. h., dass wir vermutlich auch nicht die ganze Endometriose entfernern würden, sondern uns nur ganz vorsichtig an das Rektum vorarbeiten, um es nicht zu beschädigen. Es gibt Fälle, da stirbt der Rest dann ab.

Also, wenn Sie sich überlegen sollten, dass Sie meine Variante machen möchten, rufen Sie dann einfach an für einen Termin für die Bauchspiegelung, dass sollte dann in der ersten Zyklushälfte sein.

Der kann froh sein, dass er seine weibliche Kollegin dabei hatte, die hat es rausgerissen! Oder sogar den Karren aus dem Dreck gezogen. Die war nämlich sehr freundlich!

Wir zwei raus aus dem Zimmer, raus aus der gynäkologischen Ambulanz: Ohne Beratungsgespräch für die Versicherung, dafür aber mal wieder mit einem riesen Durcheinander im Kopf.

Herrlich! Genau so hab ich mir das vorgestellt!

Und außerdem: Ist ja irgendwie scheiße, dann so zu probieren, weil in dem halben Jahr kann die Endometriose schon wieder da sein! Und dann? Sind wir soweit wie vorher…!?

Immer noch mit Wirrwarr im Kopf habe ich dann entschieden, dass ich meinen ganzen Kram – Ovulationstests, Schwangerschaftstests… - loswerden will.

Mir ist dann nur eine eingefallen, der ich das geben könnte. Gut, dass wir bei denen am Samstag eh zum Grillen eingeladen sind.

M. kurz gefragt, ob das für Ihn ok ist.

Ja, kann ich machen, aber ich könnte ja gucken, dass das nicht so öffentlich passiert...

Klar, mach ich.

Also am Samstagmittag dann die Schwiegermutter abgeholt und zum Schwiegerpapa in die Reha gefahren – der Herr hat ein neues Hüftgelenk bekommen – und auf dem Weg mit der Schwiegermutter gequatscht.

Hauptpunkt: Wir haben uns in S. nicht wohl gefühlt!

> Nee, dann geh noch woanders hin!

Abends dann zum Grill.

Mit den Mädels in der Küche gestanden für den ersten Sekt, fragt da meine auserwählte Empfängerin nicht, ob man noch ein Glas Sekt trinken kann, wenn vielleicht schon was passiert ist...!?!

> Doch!...Klar!...Kann man!

Ist auch so!

Und die andere gibt dann noch ihre Story von der Freundin zum Besten, die an der Hochzeit und in den Flitterwochen so gesoffen hat und dass das das Kind überhaupt nicht gestört hat und der Arzt hätte auch nur gemeint:

> Ja, also, wenn es jetzt noch da ist, ist da überhaupt nix passiert! Da brauchen Sie sich keine Sorgen oder Vorwürfe machen!

Ich, Gunst der Stunde erkannt, losgewackelt, Präsente geholt und losgelegt:

> Also, wenn wir jetzt schon bei den indiskreten Themen sind, ich hab da was für dich.

Ja? Und warum?

Das funktioniert bei mir nicht!

Wie das funktioniert bei dir nicht?

Also raus damit:

Ich habe keinen regelmäßigen Eisprung und außerdem Endometriose, d. h. auf natürliche Weise ist es so gut wie unmöglich für mich schwanger zu werden.

Du weißt aber, dass meine Schwester das auch hat?

Nö, woher soll ich das denn wissen?

Ganze Geschichte, Vilnius, S. erzählt.

Du, ich schick dir den Kontakt von meiner Schwester und sage ihr Bescheid. Ruf sie doch einfach mal an und rede mit Ihr! Die kennt auch die guten Adressen.

Ja, das Angebot werde ich dann mal annehmen.

Endlich mal was gegessen, zwischendurch noch ein paar Bösartigkeiten erzählt gekriegt, die die Frau, die ihren Mann dann mit Kind alleine zur Grillparty geschickt hat, dass sie vorschlafen kann, über mich erzählt!

Blöde Kuh!

Der anwesende Ehemann hat dann die Mutter der Gastgeberin und Empfängerin meiner Gratiszugaben so zur Sau gemacht. Sie hätte so gerne das Kind ein bissl gebobbelt. Die Kleine hat so geschrien. Aber das Kind muss jetzt schlafen. Keine Chance! Das kann man auch nicht in einem netten Ton sagen.

Und dann heim gefahren.

Ich kann mittlerweile echt darüber lachen und bin am überlegen, ob ich nicht ein Buch schreiben sollte. Vielleicht könnte ich damit anderen in einer ähnlichen Situation ein kleines Lächeln ins Gesicht zaubern…

Sonntags, beim Aufbruch auf den Nachhauseweg, hab ich einen kleinen Nervenzusammenbruch erlitten…und geheult. Aus dem Nichts heraus. Beim Verabschieden meiner Eltern und auf der ganzen Fahrt zum Flughafen.

Irgendwann muss es halt raus. Bei mir läuft das dann zu neunundneunzigkommaneun Prozent auf Tränen raus. Das würde ich gerne abstellen. Gelingt mir aber nicht immer. Bei emotionalen Sachen eigentlich nie…

Dann hatte ich natürlich wieder ein schlechtes Gewissen, weil sich meine Eltern jetzt natürlich auch noch mehr Sorgen machen, wie sowieso schon, wenn man plötzlich mit so einer beschissenen Krankheit um die Ecke kommt.

Im Flieger wieder beruhigt. Pralinenschachtel gekillt. Zu Hause Bescheid gesagt, dass wir gut angekommen sind und es mir gut geht.

Montags, dann mit der Schwester telefoniert.

Schön, mal mit jemandem zu reden, der das Krankheitsbild kennt…

Sie ist wohl auch für operieren, künstliche Wechseljahre und dann direkt künstliche Befruchtung. Aber: Jeder muss seinen eigenen Weg gehen! Und empfehlen würde Sie H. oder den, der in N. war und sie operiert hat. Der ist jetzt aber wieder zurück in seine Heimat bei X..

Alla gut! Ich wollte ja eigentlich nach M. ins zertifizierte Endometriosezentrum…wäre auch ein bissl praktischer als H…

Aber wenn die Schwester das sagt…

Denken, überlegen, bissl im Internet rumsuchen, darüber schlafen, nochmal rumstöbern, mit M. sprechen und dann doch alleine eine Entscheidung treffen...

So! Und jetzt mache ich das so wie ich will!

Ich wollte schon die ganze Zeit nach M. und bin aus Bequemlichkeitsgründen und auf Empfehlung nach S. und das war nicht unser Ding! Ging gar nicht!

Also Praxis in M. angerufen:

> Ja, das ist kein Problem, Sie können am Donnerstag kommen.

> Das ist leider ein bissl kurzfristig für mich, ich bin im Ausland und muss ersteinmal noch einen Flieger kriegen. Wie wäre es denn Anfang nächsten Monat?

> Da ist der Doktor leider in Urlaub bis Fünfzehnten.

> Oh, was machen wir denn da?

> Sie nehmen jetzt einfach den Termin und wenn es nicht klappt, sagen Sie einfach Bescheid! Ok?

> Ok!

Das war ein Dienstag. Ich habe dann nochmal Flüge rumgeguckt und gemacht und getan...und dann am nächsten Tag den Termin wieder abgesagt, weil mir das zu stressig geworden wäre.

Da müsste ich dann nämlich auch schon wieder am Donnerstagabend zurück, weil ich am Freitagmorgen einen Termin hier in Vilnius habe.

Und so einen Stress mache ich nicht mehr mit! Punkt!

Ich habe dann noch ein bissl gegrübelt und hin und her überlegt und dann entschieden:

Wir warten immer alle auf ein Zeichen! Der Urlaub von dem Arzt in M. ist ein Zeichen!

Also haben wir uns entschieden, doch erstmal mit einer künstlichen Befruchtung zu starten. S. hin oder her.

Dabei geht dann auch keine Zeit verloren, weil der ist ja ohnehin im Urlaub. Im September lasse ich mich nicht operieren, weil ich in Urlaub fahre, also frühestens Oktober. Reicht locker für einen Invitro-Zyklus!

Außerdem haben wir die Hoffnung aufgrund der vielen sichtbaren Follikel ein gutes Ergebnis zu erzielen und viele Eier entnehmen zu können. Oder man hätte noch ein paar Eierchen zum Einfrieren übrig. Eine stille Reserve sozusagen.

Dadurch hätte man bei den folgenden Versuchen eine wesentlich geringere Hormonstimulierung und nur einen kleinen Eingriff um die befruchteten aufgetauten Eier einzusetzen.

Bei einer Schwangerschaft müsste dann sowieso ein Kaiserschnitt gemacht werden, damit die Endometrioseherde bei der Geburt nicht reißen und so Leben von Mutter und Kind gefährden würden. Bei diesem Eingriff könnte dann direkt alles entfernt werden. Auch eine Entfernung der Gebärmutter wäre für mich dann denkbar.

Man muss ja das Glück nicht unbedingt herausfordern.

Und irgendwann kommt auch die Zeit, in der man einfach glücklich sein darf.

Also freitags zum litauischen Arzt, ich nochmal mit allen Fragen gelöchert, die mir eingefallen sind und er hat sie, egal wie blöd sie waren oder wie oft ich schon gefragt hatte, in aller Ruhe beantwortet.

Der Mann tut mir gut!

Die Entscheidung tut mir gut!

Und als Amarenakirsche ganz oben auf dem Eisbecher machen wir ein Endometrium-Scratching.

Gut, ich brauche Alkohol!

Scratching. Richtig kommt von kratzen, verletzen. Ganz tief in dir drin. Auch richtig. Nicht schön. Nein. Vielleicht so wie ein Abstrich, wenn sie nochmal die Ergebnisse kontrollieren und dann gaaaaaanz viel „Material" brauchen.

Zum Glück ist das nur ein ganz kurzer Eingriff.

Das war das Schlimmste!

Guter Mann, dass hoffe ich für dich!

Aber auch das machen wir nicht aus Spaß an der Freude, sondern um die Einnistungsaussichten im nächsten Zyklus zu verbessern. Da gäbe es Studien dazu.

Wissenschaftlich bestätigt? Naja….

Aber was tut man nicht alles für sein Glück…?

Montags dann nochmal zu einer anderen Ärztin wegen dem Beratungsgespräch für die Versicherung… Die Bescheinigung habe ich nochmal reklamiert, weil nicht drin stand, was drin stehen soll. Aber ich habe Sie irgendwann bekommen. Ganz korrekt.

Ich habe mir dann nochmal eine Auszeit genommen und bin nach Deutschland geflogen: Ohne Termine, zum runterkommen und erden – und den Garten aufräumen und ein bissl ordentlich machen.

Zwischendurch in S. angerufen:

Ich brauche einen gynäkologischen Befundbericht für die Versicherung.

Da müssten Sie bitte nochmal nächste Woche Mittwoch anrufen, die Akte ist außer Haus wegen der Abrechnung. Am Mittwoch müsste sie wieder da sein.

Sonntagabend entspannt in den Flieger und zurück nach Vilnius.

Mit der Familienplanung sind wir jetzt mitten in der Kinderwunschbehandlung. Sagt man doch so schön. Was da alles dahinter steckt. Hätte ich nie geglaubt.

Man muss da ja auch immer bissl mit Zyklus und mit dem Körper gehen und gucken, was der dann mit dem, was man ihm gibt, anstellt...

Da verschiebt sich die Planung dann auch öfters mal...

Das hat uns dann auch einen Strich durch die Urlaubsplanung gemacht, eigentlich wollten wir zusammen Ende August/Anfang September bissl Heimaturlaub machen und auf den 60. Geburtstag von meiner Tante gehen, das müsste ich noch absagen, mal sehen wie das läuft, ich fahre ja die Ehrlichkeitsschiene und sage die Wahrheit ohne irgendwelche Zahnarztmärchen usw. ...und wer es dann nach dem Geburtstag alles weiß...ist aber egal, ich mache kein Geheimnis daraus, ich kann ja nix dazu und hätt mir auch lieber was anderes ausgesucht...

Meine Tante hat das aber ganz cool aufgenommen.

Sie hat sogar erzählt, dass sie ja auch in Behandlung war, aber dass unsere Möglichkeiten heute ja viel besser wären...

Sie hat damals mit 25 die Pille abgesetzt und – mit den Möglichkeiten von vor 25 Jahren – ist sie erst mit 34 schwanger geworden.

Ob ich einen guten Arzt habe, sie könnte den Dr. Irgendwie in H. empfehlen...

Gut, also die Geschichte von der Nichte, die auch künstliche Befruchtung beansprucht hat und dann nach dem wievielten Mal endlich schwanger war, mit Zwillingen und dann im achten Monat ein Baby im Bauch verloren hat, hätte sie sich sparen können... Definitiv!

Wenn da jemand nicht mit beiden Beinen auf dem Boden steht, wäre der aus den Latschen gekippt. Vielleicht reicht da auch schon ein schlechter Tag, um aus den Latschen zu kippen.

Ich vertrage das. Im Moment zumindest.

Und ich kenne meine Tante: Herzenslieb, aber manchmal so verpeilt, unruhig und daneben...naja...

Ich bin gar nicht richtig zum Reden gekommen, sie hat mich immer unterbrochen...

Aber alles gut!

Mal sehen, wie das an ihrem großen Tag läuft...Dank Ihrer Verpeiltheit besteht tatsächlich die Möglichkeit, dass sie es einfach vergisst an dem Tag und nichts passiert. Oder sie ganz bewusst sehr diskret mit meinem Vertrauensvorschuss umgeht.

Und es war so...

Montag um 8.30 Uhr nochmal zum Gyn.

Es sieht alles gut aus und wir starten! Die Pillenbehandlung hat gut angeschlagen. Schleimhaut, Uterus und alles andere sehen gut aus.

Mit kurze Erklärung für den Pen mit den Hormonen und mit einer Rechnung über 443,00 € raus. Davon 40,00 € Ultraschall und 403,00

€ Hormone, die bei der Dosierung, die ich bekommen habe, genau vier (!) Tage reichen!

Vielleicht braucht man auch ein etwas größeres finanzielles Polster.

Nach dem Termin noch in die Apotheke gefahren, weil bei 403,00 € selbstverständlich keine Desinfektionspads dabei sind. Und das ist wichtig! Hat er gesagt.

Nochmal nachgelesen, wie das mit dem Spritzen geht.

Und los geht's!

Siehe da, ist gar nicht so schlimm:

Nadelaufsatz drauf schrauben, Dosierung einstellen, erste Kappe abziehen, Bauch desinfizieren, mit der linken Hand eine Wurst abzwicken, ganz, ganz fest abzwicken, zweite Kappe abziehen, Wurst immer noch abzwicken – ja da ist eine Nadel, eine Nahahaaaadel – Stelle aussuchen, Pen wie einen Kulli halten und: Rein damit!

Beim dritten Ansetzen hat es dann auch geklappt...

Hab ich da jetzt desinfiziert? Oder nicht? Vielleicht doch woanders?

Egal! Ist drin! Und drücken bis zum Anschlag!

Fertig!

Stolz sein!

Genau, Hormone spritzt man selbst, da gibt's ganz verschiedene komfortable Ausführungen: Pens, wie bei Diabetikern, Fertigspritzen oder doch dann die zum Anmischen und Aufziehen. Aber das klappt schon, sonst müsste man ja jeden Tag in die Klinik und das wäre für mich schlimmer. Man ist ja so schon unter Dauerbeobachtung. Das ist wie bei den Gärtnern, die das Gras wachsen hören. Nur geht's hier natürlich um Eier und Ärzte. Minimaler Unterschied.

Heute, an Tag drei, ging das schon wie geschmiert und ruckzuck.

Und ich hab schon einen dicken Bauch – oder besser gesagt dicke Eier? Hoffentlich!

Dafür sind ja schließlich die Hormone da, dass sich mehrere Eizellen entwickeln und entnommen werden können.

In einem normalen Zyklus entwickelt sich ja eigentlich nur ein Leitfollikel – oder mal einer rechts und einer links, zweieiige Zwillinge müssen ja schließlich auch irgendwo herkommen. Und wenn der Leitfollikel sich auf den Weg macht, also springt, bilden sich die anderen wieder zurück.

Zwischendurch nochmal in S. angerufen wegen dem Bericht:

Ja, da sind zwei Kartons gekommen, ich suche Ihre Akte raus und gebe es an den Herrn Doktor weiter. Wenn noch etwas wäre, würden wir uns bei Ihnen melden.

Nochmal die richtig fiesen Endometriose-Perioden-Schmerzen-oder-sonst-was-Ausläufer bekämpft.

Boah, aber wenn das für die nächsten zehn Monate so sein soll, dann lassen wir das lieber.

Gegen die Schmerzen kann man im Moment nichts machen. Die Endometriose reagiert auf die Hormone. Das legt sich, wenn ein anderes Medikament genommen wird, also nach der Eizellentnahme.

Und wie gesagt, wenn wir es wirklich schaffen, schwanger zu werden, wirkt sich das sehr positiv auf die Endometriose, den Gesundheitszustand und das Wohlbefinden aus.

Nach zwei anstrengenden Tagen geht es mir aber richtig gut! Die Bettflaschen, Bewegung, Tennisbälle usw. haben geholfen. Schon vor der Punktion... Hab ich gut gemacht!

Ich bin mittlerweile schon Spritzen-Profi und fühle mich in etwa wie eine Krankenschwester oder ein Medizinstudent.

Sehr interessant! Hatte ja mal nach dem Abi überlegt Medizin zu studieren und mich nicht so richtig getraut... und bin dann beim Finanzamt gelandet, ich weiß...und trauere dem seit meinem Trainerschein-Studium echt wieder sehr nach...und jetzt noch mehr, total faszinierend...

Ach, wenn ich doch noch einmal jung sein könnte...

Mal sehen, was die Zukunft so bringt, ich muss mich aber, glaube ich, unbedingt mal für so zwei Semester als Gasthörer oder so an einer medizinischen Fakultät einschreiben, gut dass man mehrere Sabbathjahre machen kann.

Morgen noch ein Piecks und der Pen ist leer. Am Freitag schaut der Onkel Doc nochmal nach dem Rechten. Ob wir die Dosis so belassen, herunterfahren oder hochschrauben müssen.

Im Nachhinein ist das mit der künstlichen Befruchtung recht unspektakulär.

Habe brav meine Spritzen gesetzt und bin zum Onkel Doc getippelt – der ist sogar sonntags und an den Feiertagen für mich gekommen!

Zwischendurch hieß es dann manchmal:

Ja, sieht leider nicht so gut aus wie erhofft.

Und dann beim nächsten Mal:

Der rechte Eierstock ist ein bissl faul...aber der linke sieht besser aus. Da kann man mit arbeiten!

Und weil wir ja gerade so gut dabei sind, lösen wir den Eisprung natürlich auch mit ner Spritze aus. 36 Stunden später geht dann das Abfischen los: die Eierchen werden eingesammelt. Korrekt ausgedrückt heißt das Punktion. Wir wollen hier ja auch ein bisschen Wissen vermitteln.

Blutwerte sind alle in Ordnung und wir haben pünktlich mit derPunktion begonnen

Wir sind 7 oder 8 min vorm Termin da

Der Doktor ist dann noch ein paar Minuten nach uns aufgeschlagen.

Vorher noch einen Zettel wegen Narkoserisiken ausfüllen und Einverständniserklärung wg. Einfrieren des Restes ausgefüllt.

Jetzt aber, schnell, der Doc meint, wir müssen uns beeilen, sonst war alles umsonst.

M. bekommt von der einen Schwester sein Döschen und wird in ein Patientenzimmer gebracht.

Mich nimmt die andere Schwester mit.

Der OP ist im Keller der Klinik direkt neben dem Labor.

Verschlungene Treppen und Gänge runter, ich soll kurz vor der Tür warten, dann ruft sie mich rein, da steht die nette Assisstentin-Schwester vom Doc und erklärt mir, alles auszuziehen, in den Schrank damit usw., außerdem ist dort die Pipibox...

Klamotten ausgezogen, Kittelchen, Häubchen und Fußüberstreifer angezogen, in High Fashion nochmal schnell Pipi gemacht und los geht's, wir dürfen keine Zeit verlieren, sonst ist es zu spät…

Ist ja gut!

Auf einmal? Dann hätten sie mich auch eine halbe Stunde früher bestellen können…

Im letzten Moment nimmt sie mir noch die Brille von der Nase und buxiert sie in den Schrank zu meinen anderen Sachen.

Mini-OP mit Gyneinrichtung.

Mit dem Hintern ganz nach vorne rutschen, noch weiter, bis der Schinken fast schon wieder drüber hängt, Beine hoch und dann werden die auch noch mit Mullbinden fixiert…

Muss das sein? Naja, bequem ist anders… Kopf ausschalten Tina!

Vene wird gesucht, die kleine, nette Schwester tut sich bissl schwer, findet sie dann aber doch und macht netter Weise noch ein paar Späßchen mit mir, ich hätte keine Venen am linken Arm… Das tut gut!

Die mag ich! Sie fragt mich auch immer, wie es mir geht!

Glücklicherweise findet sie dann doch noch eine, um den Zugang zu legen.

Der Anästhesist kommt und fragt mich nach Allergien, ob ich im Moment Medikamente nehme: Nein und nein, nur Folsäure und andere Mineralien und die Sachen von der Hormonbehandlung.

Aber nach Narkosen wird mir meistens übel mit Brechreiz und ich muss mich übergeben… Ich bekomm dann meistens n Medikament, das funktioniert gut und ich muss nicht brechen.

OK, er weiß Bescheid...

Und los geht's: Ich merke noch, wie er die Kanüle durch den Zugang drückt und bin auch schon weg...

Ich wach zwischendurch kurz auf und sehe, dass sich tatsächlich vier (4!) Leute um mich kümmern: Mein Gynäkologe, seine Assisstentin/Schwester - ja, die mit der Vene - eine zweite Schwester vom Labor und der Anästhesist...

Mist jetzt haben sie gemerkt, dass ich wach bin, nächste Kanüle und tschüss...

Schade, ich hätte mir das eigentlich alles gern aufm Ulltrallschall mitangeguckt...

Als ich aufwache, sind sie auch schon fertig, ich krieg ein Brettchen unten am Stuhl rausgefahren um die Füße draufzustellen und darf noch ein paar Minuten schlafen und entspannen, dann hilft mir die Gyn-Schwester auf in einen Rollstuhl, deckt mich zu, fragt mich wies mir geht:

So ein bisschen wie nach einer Flasche Champagner?

Ja, ungefähr, bissl diesig und müde, aber sonst...

Moment, ich fühl mal in mich rein...

...gut.

Dann werden meine Klamotten und Schuhe eingesammelt und samt mir auf ein Zimmer transportiert zum Ausruhen. Das hab ich gar nicht so gebraucht. Der Zugang hat mich mehr gestört. Ich wusste gar nicht, wie ich mich mit dem Ding im Arm gemütlich hinlegen soll.

Mit allem Schnickschnack hat das gerade mal eine Stunde gedauert.

Die Schwester hat dann den Beitrag von M. mitgenommen, der hat schon im Zimmer auf mich gewartet – mit seinem Sößchen (eigentlich wollte ich Döschen schreiben, Tippfehler, aber ich finds gut so, passt auch)…

Die Kämpfer machen sich jetzt auch auf ihren Weg. Um ihre große Aufgabe zu erfüllen.

Ich soll mich nochmal hinlegen und ausruhen, schlafen.

Der Arzt kommt später und bespricht alles mit uns…

Dann kommt die Labor-Fee nochmal und bringt ein riesen Paket mit Medikamenten und legt sie auf meinem Beistelltisch ab. Uhiuhiuhiuhiuhiuhi…so viele Päckchen…und so schön bunt…

M. ist auch noch da und macht sich immer noch Sorgen. Das starke Geschlecht war heute Morgen ein nervöses Frack u aufgeregter als ich…

> Wie geht's?

> Ganz gut, müde, benebelt…

> Bleib liegen! Kann ich was für dich tun?

> Wieviel Uhr istn?

> Kurz nach eins!

> Ok…

Ist mir viel länger vorgekommen…

Zeitgefühl ist mir verloren gegangen, aber das ist auch alles.

Keine Übelkeit, kein Brechen, ich soll mich noch ausruhen.

M. hüstelt, rotzt die ganze Zeit an meiner Seite und drückt auf seinem scheiß Handy rum. Das nervt mich! Ich lass mir jetzt was einfallen, um ihn raus zu buxieren.

Wir haben noch was wegen der Rechnungen und schriftlichen Bestätigungen für die Versicherung zu klären, das soll er jetzt mal machen! Und im Supermarkt gegenüber noch was zu Trinken für mich kaufen und ein Baguette! Und von mir aus noch eine dampfen…

Macht er dann auch widerwillig… Gott sein Dank!

Der Zugang stört mich! Ich weiß nicht so genau, wie ich mich hinlegen soll. Kann auch nicht so richtig schlafen, irgendwie bin ich wach, döse nur vor mich hin, bin kurz weg und wieder da, mit ganz unterschiedlichen Gedanken im Kopf.

Kurz nach zwei kommt dann endlich der Arzt:

Punktion ist gut verlaufen, keine Komplikationen oder irgendwas.

Wie gehts?

Ziemlich gut, bissl müde…

Haben Sie geschlafen?

Nicht so richtig, ein bissl.

Nur ein bissl.. Und tatsächlich waren es Stunden…

Schön, dass das auch so geht! Mit ein paar Scherzen zwischendurch!

Ja, wir haben auch direkt ein Schmerzmittel gespritzt…

Bei leichten Unterleibsschmerzen soll ich einfach eine Ibuprofen nehmen, wenn es aber starke Schmerzen gibt, soll ich ihn unbedingt auf seinem Privat-Handy anrufen, ich bekomm die Nummer an der Rezeption.

Leider waren wir nicht so erfolgreich, wie er dachte, von den acht entnommenen Eibläschen, waren drei leer, wir haben also nur fünf gesunde Eier erwischt.

Normalerweise gibt es dann eine Befruchtungsquote von sechzig Prozent, wären also drei Stück, die dann – sollten sie sich normal weiterentwickeln - am Sonntagnachmittag wieder eingesetzt werden.

Morgen – wahrscheinlich so ab zwölf Uhr - ruft mich jemand vom Labor an oder schickt eine SMS oder so - um Bescheid zu geben, wie viele Eier noch im Rennen sind.

Zum Embryotransfer soll ich mit gefüllter Blase kommen, nicht so, dass ich es nimmer halten kann, aber ziemlich voll!

Außerdem soll ich mich heute ausruhen, entspannen, nur leichte Kost zu mir nehmen - Suppe und Pasta z. B. - zu Hause bleiben und mindestens zwei Liter trinken.

Bei der Info, dass es nur fünf Eier sind, von denen voraussichtlich nur drei übrig bleiben, war die Enttäuschung bei mir groß...hatte auf mehr gehofft...

Noch eine Erklärung für das Medikamentenarsenal:

Für die Medikamente hab ich einen Zettel bekommen, wie die einzunehmen sind - auf Litauisch! Er hat mir aber ein Klemmbrett und einen Kulli mitgebracht, damit ich es mir vermerken kann...

Ist auch wichtig, merken ist mit dem Brummschädel net so ...

Er schickt jemand, der mir den Zugang raus macht und dann können wir gehen, wenn wir so weit sind...

Das ist super, der Zugang ist nämlich echt ungemütlich!

Darf ich schon was trinken?

Ja, natürlich...

Ja, jetzt müssen wir hoffen, dass bei mir alles in Ordnung ist...

Ja, wars doch aber die ganze Zeit!

Net, dass da jetzt nix ist, das befruchtet...

Da ist genug! Das weißt du doch...!?!

Was soll das Rumgeeiere auf einmal? Wo holt er das denn auf einmal nur her...?

Zwischendurch schnell mal einen halben Liter Wasser abgepumpt, ist zwar das, was nicht schmeckt, aber egal....

Ein paar Minuten später, kommt dann auch eine sehr nette ältere Schwester, versucht so vorsichtig wie möglich das riesen Pflaster vom Zugang wegzumachen...Pad drauf drücken, Zugang rausziehen, Arm fest beugen. Kurz die Patientin bitten das Pad auf den Einstich zu drücken und einen riesen Verband drum wickeln....Den Arm jetzt drei bis fünf Minuten weiter angewinkelt lassen

Wenn wir wollten, könnten wir gehen...

Ja, sollen wir dann gehen?

Ja, M., ich wart jetzt noch die drei Minuten, zieh mich an und wir gehen!

Gut...

Also los geht's!

Kurz nochmal in mich reingefühlt...ja, da wurde wohl was gemacht, aber alles in Ordnung, kann losgehen!

Mhmmm...vielleicht nochmal aufs Klo...

War weniger erfolgreich, aber allein der Kommentar von M., dass er das alles kennt, weil ich mein hinten offenes tiefe Blicke zulassendes Haute-Coutur-Leibchen zuhalte, war es wert!

Ja, das ist irgendwie komisch mit dem Leibchen, das hab ich schon vor der Punktion hinten zugehalten, weil es mir irgendwie unangenehm war so hinten offen mit dem Rumgebambels rumzulaufen. Da gings weniger darum, dass jemand was sehen könnte, was nicht für seine Augen bestimmt ist - Hallo! Die Ärzte wissen alles von mir! Die kennen sogar meine Innenansicht! - sondern eher um ein gutes Gefühl. Das war irgendwie nicht da, wenn die Bändchen, da über meinen nackten Hintern gerutscht sind...

Wenns sonst nix ist...!

Anziehen - nochmal kurz ins Bett geguckt, ob da vielleicht doch was blutet, ohne dass ichs merke...Nein! Alles strahlend weiß.

Ab nach Hause, der Schwester nochmal zugewunken und zack die Treppen runter...

Rechnung abgeholt – beim Anblick des Betrags fast wieder einen kleinen Herzinfarkt bekommen - durchgeatmet, bei M. nachgefragt, ob ich den Betrag wirklich richtig gesehen habe - ja, hab ich –geschluckt, bezahlt und raus....

Ich will Kuchen...Oh nee, das ist ja nix Leichtes...naja dann halt die Suppenreste, und ein Stück Baguette...und vielleicht noch eins mit Nutella oder Eszetschnitten...

Im Auto:

Und wie wars bei dir?

Ja…gut…hat geklappt…

Haben die dich da mit dem Döschen hocken lassen, bis sie mich gebracht haben?

Ja, hatten ja gesagt nur 20 min…

Und sonst?

Ja…gut…vielleicht bin ich tatsächlich bissl erkältet…

Ahja! Da drückt der Schuh…

Ist ja nicht so, dass wir das schon seit Tagen diskutieren….

Egal jetzt!...Aber ich muss es doch sagen: ICH HATTE RECHT!

Wieder einmal!

Ich hab aber schon gleich mal ACC Akut gekauft…

Warum, das ist doch gar nicht für Schnupfen…

Ja, du weißt doch, dass ich dann immer noch ein bisschen Husten dazu bekomme…

Ehrlich jetzt?

Wenn ich am Sonntag, da hin muss und bin verrotzt, dann ist Polen offen, das sag ich dir!

Ja,ja…ich weiß…aber das wirst du net…ich schlaf im Gästebett…

Hat er nicht!

Hätte aber auch nix gebracht…so schlimm war es nicht und wenn ich dran bin, bin ich dran! Außerdem hab ich einfach entschieden, dass ich jetzt nicht krank werde - ganz einfach!

Bevor ich wirklich irgendwas esse, hab ich mir die Erbsensuppenreste warm gemacht …. Und dann einen Kaffee getrunken und Schokolade gegessen…Abends Pastareste…wie befohlen…

Ich muss ja auch noch Medikamente nehmen und das geht nicht auf leeren Magen…

Und noch zwei Liter trinken…

Hat auch alles gut geklappt…keine Ausfälle oder Beschwerden.

Es hat allerdings n bissl gedauert bis ich wieder zur Toilette musste, der Körper hat dann erstmal seine Wasservorkommen aufgefüllt.

Einnahmeplan für Medikamente nochmal studiert - ist gar nicht so einfach und ich werde jedes Mal nachlesen, bevor ich was nehme - und gegoogelt und los geht's mit der ersten Ladung.

Heute ist tatsächlich niemand online:

Meine Mama nicht! Und die Schwiegereltern auch nicht…

Keiner da, dem ich noch meine Enttäuschung über nur 5 Eierchen um die Ohren schlagen könnte!

Und fragen, wie es mir geht, tut auch keiner…Sowas! Ehrlich!

Bin da jetzt auch etwas pikiert!

Und geh so um 23.00 Uhr ins Bett - nachdem ich den PC ausgeschaltet hab…

Wecker klingelt, ich bin müde u matschig, steh heut nicht mit M. auf, bleibe liegen, lese später noch ein paar Seiten und pelle mich dann so um neun Uhr aus dem Bett.

Auch nach längerem In-mich-rein-hören-fühlen: Keine Beschwerden, keine Übelkeit, keine Blutungen, keine Schmerzen!

Meine Schultern und Arme sind irgendwie so schwer, wie wenn ich gestern hart trainiert hätte...

Kein Muskelkater, nur irgendwie schwer...

Mal sehen, ob ich heute nicht doch schon walken oder wenigstens spazieren gehen kann und vielleicht ein bissl Gymnastik...

Und noch abwarten, bis die Info kommt über die befruchteten Eierchen...

Die Schwiegermutter meldet sich über Whatsapp: Ob's mir gut geht!

Juhuuuuu....!

Hatte sie ja gesagt, dass sie mich am Do in Ruhe lassen und sich am Freitag dann mal melden wird...Hätt ich auch so gemacht...

Die rufen heute Abend bestimmt auch nochmal an...

Und meine Eltern auch...obwohl das in Ruhe lassen ja normalerweise nicht die Stärke von meinen Eltern ist...

Ja, geht mir sehr gut! Kurzes Update gegeben...von wegen nur fünf Stück und meiner neuen kleinen Hausapotheke mit Bild...

Sie antwortet kurz, dass das doch alles völlig in Ordnung ist, weil eine, die sich super entwickelt, reicht ja aus!

Stimmt!

Hab übrigens darüber nachgedacht n Behindertenausweis zu beantragen...wegen der Endometriose würde man wohl auf jeden

Fall 50 % bekommen, weil es eine chronische Krankheit ist…

Mit M. darüber gesprochen:

> Ja, aber wie ist das denn bei einer Adoption? Hat das dann Nachteile? Von wegen man kann sich nicht richtig um das Kind kümmern?

> Mhmmm…guter Einwand….keine Ahnung…

> Kann man das abklären?

> Naja, Behinderung heißt ja auch nicht arbeitsunfähig!

Außerdem wird man da ja sowieso zu 200 % durchleuchtet und die Frage, warum man adoptiert, hängt ja mit der Endo zusammen, also die kommt auf jeden Fall auf den Tisch und das ist ja nicht anders, weils irgendein Amt bestätigt hat…

Theoretisch…

> Naja, muss man mal sehen!

Ich will mich aber nicht mit allen Nachteilen und Beschwerden von einer Krankheit rumschlagen und dafür nicht die wenigen Annehmlichkeiten, die der Gesetzgeber eingerichtet hat aus falschem Stolz flöten gehen lassen! Punkt!

M. ruft mich an, ob sich das Labor schon gemeldet hat?

> Nee, lass denen noch bissl Zeit, es ist erst kurz nach zwölf Uhr und es hieß ja, wir sollen nicht zu früh damit rechnen.

> Sollen wir da mal anrufen?

Nee, lass uns mal noch zwei, drei Stunden warten!

Um 13.30 Uhr klingelt nochmal das Telefon, M. ist dran...

Mir rutscht das Herz in die Hose. Was ist nur passiert? Kann ja nichts Gutes sein. Das höre ich schon am Klingeln.

Ahhh...das Labor hat angerufen....

Stille...

Am Sonntag um fünfzehn Uhr...

Stille...

Ja? Und?

Ahhh...von den restlichen fünf waren noch zwei nicht in Ordnung/gesund und mussten auch aussortiert werden und von den restlichen drei wurden dann zwei befruchtet...das ist eine ganz normale Quote! Hat die Laborfrau gesagt, ist halt nur so wenig, weil wir schon mit so wenig angefangen haben...

Mhhmmm...ok...

Warum rufen die eigentlich immer bei dir an?

Haben die deine Nr.?

Theoretisch ja...!

Weiß net...?!

Mhhhmmmm...nix mit Einfrieren...naja...und bei der Ausbeute kann man sich „Natürlich" wohl komplett abschminken...

Also nochmal eine kleine Zusammenfassung: Fakten, Fakten, Fakten.

Die Ausbeute war leider nicht so groß wie erhofft: acht Eibläschen, davon waren leider 3 leer, also ohne Zellkern, ohne Leben – bleiben 5. Naja.

Davon werden normalerweise 60 % befruchtet. Das Ergebnis bekommt man einen Tag später telefonisch und nach 3 Tagen werden dann die Eierchen wieder eingesetzt. Der Rücktransfer.

Lange Rede, kurzer Sinn: es sind 3 übrig geblieben, zwei waren nicht intakt, nicht gesund. Von den restlichen drei haben sich dann aber immerhin die 60 % befruchtet – eine völlig normale Quote. Eins im Sinn bleiben zwei. Ernüchternd.

Wenigstens haben sich die beiden gut entwickelt, dürfen sich jetzt Embryo schimpfen.

Die Tür geht auf, M. früher als erwartet, aufgelöst und mit den Nerven am Ende.

Was isn los? Du wolltest doch ins Fitnessstudio

Oh, mir schlägt das alles irgendwie auf den Magen...

Oh, Gott, ich hab schon gedacht, die haben nochmal angerufen und gesagt, dass keins durchgekommen ist...

Nee...

Ich hab schon den ganzen Tag Dünnpfiff, die Kolleginnen haben auch schon durch die Bank gefragt, ob alles in Ordnung ist...

Ja, und was hast du gesagt?

Ja, ist alles in Ordnung...

Warum hast du nicht gesagt, dass du Magen-Darm hast, das wär noch nicht mal gelogen gewesen, die merken doch, dass etwas nicht stimmt...?

Hab ich net dran gedacht...

Es kommt mir sehr gelegen, dass das Olympia-Fussball-Finalspiel in Verlängerung geht und ich damit erst echt spät ins Bett. Ausgeschlafen, spät aufgestanden, gefrühstückt, noch bissl rumgegammelt, nochmal bissl Trampolin gehüpft - ist ja wohl dann länger nimmer drin - und ab ins Bad - nochmal das Programm ohne alles - oh ich bin froh, wenn ich wieder cremen darf, das endlich die ganzen Pickelblessuren wieder heilen...

M. nochmal schnell zum Müllcontainer geschickt, das das erledigt ist und nicht noch in drei Tagen zu Hause rumgammelt...

Und los geht's.

Ich werde, diesmal von einer älteren Schwester, abgeholt, ist ja schließlich Sonntag, irgendwann dürfen auch die Netten mal Feierabend haben. M. bleibt im Empfangsbereich.

Und wieder geht's in die Katakomben und gibt Haute Couture in blau, oberhalb der Hüfte darf alles bleiben, wie es ist.

Wie gings mir nach der Punktion?

Gut! Sehr gut! Ich hatte nichts! Gar nichts! Wirklich gut!

Das freut ihn...

Zwischendurch kommt die Laborschwester und erzählt mir von den Eierchen, wie sie sich entwickelt haben: Sie dürfen sich jetzt

Embryos schimpfen, haben sich beide gleich gut und völlig normal entwickelt und sich beide sechsmal geteilt! Alles ganz normal und gut...

Und weiter geht's den schicken - diesmal Langarmkittel in durchsichtig blau - übers T-Shirt und die blauen Schlüpper über die Füße.

Natürlich das Häubchen nicht vergessen.

Die Laborfrau sieht mich kämpfen und hilft mir ganz professionell die Bändelchen am Kragen und in der Hüfte zuzuschnüren...

Eine ganz Liebe!

Los geht's! Hüpf auf den Stuhl, der Arzt bereitet alles vor - wie bei einer normalen Untersuchung. Fühlt sich ein bissl unangenehm tief innen drin an in meinem unteren Innern, als er den großen Katheder einführt und die Gebärmutterschleimhaut zur Vorbereitung nochmal stimuliert. Nicht schlimm. Direkt noch das Ultraschallgerät platzieren, dass man gute Sicht hat und auch den perfekten Ort erwischt...

Das Fensterchen zum Labor wird geöffnet, die Dame sagt, hier sind die zwei Embryos, natürlich in ner zweiten Katheter-Kanüle, die wird durch die erste geführt, mit dem Ultraschallding für gute Sicht noch bissl auf meiner vollen Blase rumdrücken...

Und rein damit. Die zwei Jungs werden - hoffentlich an der perfekten Stelle – freigelassen.

VÖLLIG UNSPEKTAKULÄR.

Alles Gerät wieder raus...

Beine von den Halterungen runter und abstellen. Gut das ist bequemer.

Und so langsam müsste ich dann auch mal Pipi....

So, alles gut gelaufen und jetzt nochmal 10 min liegen bleiben, ich helfe Ihnen dann auf. Ah und von den einen Tabletten heute Abend die letzte nehmen!

Juhuuu...das sind die Tabletten, die so richtig ekelig bitter schmecken...

Ah, ich würde gerne meine Blutgruppe wissen.

Kein Problem er guckt nochmal nach...

Ein paar Minuten später...

Blutgruppe ist A Resusfaktor +

Und wie waren die restlichen Blutwerte?

Gut! Wirklich gut! Alles in Ordnung!

Wieder raus...

Nach paar Minuten kommt er wieder, mit einem Zettel in der Hand.

In zwölf Tagen ab 10.00 Uhr soll ich zum Bluttest kommen mit dem Zettel, die Kollegen wissen dann Bescheid und ich soll ihm eine SMS schicken, wenn ich beim Bluttest war.

OK!

So, ich kann mich dann anziehen und zur Toilette.

Muss ich bis zum Bluttest irgendwas beachten?

Er guckt mich verwirrt an?

Essen, Trinken, Sport?

Nein, nichts zu beachten!

Alkohol?

Na, vielleicht nur wenig…Und kein heißes Vollbad nehmen und nicht in die Sauna gehen…

OK, so gefällt mir das!

Also, angezogen und mal Pipi gemacht…

Also, ich geh dann jetzt, Danke für Ihre Arbeit heute am Sonntag und noch nen schönen Tag!

Moment, ich bring Sie, Sie finden sonst den Weg nicht…

Der Arzt persönlich fährt mit mir im Fahrstuhl nach oben und zeigt mir den Weg.

Im Aufzug erzähle ich ihm dann noch, dass ich froh bin, dass das heute Abend die letzte bittere Pille ist.

Da muss er lachen…

Wenn das alles ist…

Ja, hat mich echt überrascht, dass das so unproblematisch war, selbst die Injektionen klappen gut, das hat mir alles die Angst genommen.

Ein zufriedenes Lächeln und ich soll bloß an die Thrombosespritzen denken…

Jeden Tag ungefähr zur gleichen Uhrzeit, einmal rechts, einmal links in den Bauch….

Das Einsetzen – der Rücktransfer – ist echt unspektakulär. So ungefähr wie ein Abstrich unter besonderen hygienischen Bedingungen. Diese Kittelchen sind echt Haute Couture.

Das ist der Zeitpunkt, ab dem dich jeder in Watte packen und ans Bett fesseln will.

Gut, dass Ihnen da der Arzt einen Strich durch die Rechnung gemacht hat. Ich darf alles! Alles essen, alles trinken, alles machen – außer heiß baden und in die Sauna – aber da geht's wohl eher um die Keime...

Gut so! Bin ja nur vielleicht schwanger und nicht scheintot!

Ok, das Trampolinspringen lass ich und ich bin vorsichtig... Ist ja gut!

Und bei allem muss ich sagen gings und geht's mir wirklich gut! Noch nicht mal ein bissl Übelkeit oder Zwicken nach der Punktion ! Nichts! Gar Nichts! Wir sind hier sehr gut aufgehoben, ich kann das nur nochmal betonen! Klar ein bissl, ok ein bissl viel Enttäuschung gab es, weil es nur so wenige Eier waren...ich hätte gern ein paar zum Einfrieren gehabt, damit man beim nächsten Versuch nicht nochmal die Endometriose herausfordern muss...aber egal.

Pro Rücktransfer, darf man nach deutschem Recht 3 Embryonen einsetzten, das ist auch wichtig, damit es die deutschen Versicherungen zahlen...

Ist aber wurscht: Letztendlich brauchst du nur einen gesunden starken Kämpfer! Und zwei sind doch gut! Oder sogar besser.

Diese Künstliche-Befruchtungs-Behandlung war – egal wie es ausgeht – eine gute Erfahrung für mich!

M. im Empfangsbereich gesucht, steht natürlich vor der Tür eine dampfen und guckt mich ganz überrascht an:

Fertig?

Ja!

Und? Wie wars?

Gut!

Ja?

Ja! Unproblematisch und unspektakulär...

Hast du schon bezahlt?

Nein! Du hast meine Tasche...

Ahh...

Nochmal kurz rein...

Das Mädel an der Rezeption sieht uns mit großen Augen an: Was wir wollen?

Die Rechnung!

Heute gibt's keine Rechnung für uns!

Sehr gut! Vielleicht noch n Schnäppchen gemacht hier im Ausland

Ab nach Hause...

In zwölf Tagen ist dann Bluttest.

Bis dahin heißt es: Warten, hoffen, beten, träumen, Daumen drücken, spritzen, Tabletten schlucken.

So im Laufe des Tages hab ich das Gefühl, ich muss irgendwie öfters zur Toilette...

Kommentar M.:

Net, dass das da rausschwemmt!

Jetzt ehrlich? Ungläubiger strenger Blick.

Da hat wohl jemand in Bio net aufgepasst...

Er merkt es:

Das war jetzt blöd gell? Vergiss es...

Gut, dass ich meinen Anatomieatlas habe! Ich muss da wohl noch Aufklärungsarbeit leisten...

Aber egal wie! Dass gehört jetzt lange zu meinem Repertoire...ganz lange...!

Hätte er sich vorherüberlegen sollen...

Ich fühl mich bissl aufgedunsen, aufm Bauch liegen war auch nicht so gut.

Hab schon Gymnastik gemacht - auch Bauch, geht ganz gut und geh jetzt walken...

Und das Ende der Geschichte: Leider nicht schwanger!

Das kam übrigens per SMS...

Schade! Und auch hart!

Jetzt geht das Informieren, Rumlesen, Überlegen, Besprechen, Entscheiden von vorne los.

Und jeder meint es gut, aber viele wissen einfach auch nicht, was alles dran hängt mit operieren, nochmal versuchen, verschiedenen Arztmeinungen und halt auch der Tatsache, dass man sich mit dem Gedanken befassen muss, dass nichts hilft.

M. auch nicht! Der hat gedacht, das machen wir jetzt und das klappt und alles ist gut.

Manchmal frage ich mich, ob er mir überhaupt zuhört?!

Manchmal fühle ich mich mit der ganzen Misere alleine gelassen. Mutterseelenalleine.

Und dann schmeißt er noch Sachen in den Raum…

Dann nehmen wir uns halt eine Leihmutter!

Das hat gesessen! Gnadenlos. Aus dem Nichts. Hinterhältig.

Hat er überhaupt auch nur mal eine Minute darüber nachgedacht, was er mir da gerade an den Kopf geworfen hat?

Ich kann mich nicht mehr auf den Beinen halten, sinke an die Küchenwand, rutsche die Wand entlang auf den Boden, meine Knie sind so weich, und ende als Häufchen Elend auf dem Küchenboden. Dabei würde ich eigentlich am liebsten nur noch rennen. Flüchten. Weg. Ganz weit weg.

M. schaut mich erschrocken an, fragt was los ist, versteht die Welt nicht.

Ich kann noch nicht mal Antworten. Ich kann nicht.

Es kommt einfach kein Wort aus meinem Mund vor lauter Tränen. ICH KANN NICHT!

Ich kann nicht sprechen.

Ich fühle mich so hilflos. So wertlos. So kaputt.

Das tut mehr weh, als der Misserfolg.

Männer sind hilflos was das Babyding angeht. Anders: Das hat vielleicht etwas mit Kontrollverlust zu tun. Das können Männer nicht. Und wollen es auch nicht. Was denken die anderen? Das starke Geschlecht. Sie sehen, wie wir Frauen leiden, uns quälen und können weder helfen noch etwas dagegen tun. Sie wollen nur unser Bestes. Weil sie uns lieben. Sie wissen aber nicht wie.

Also am besten raushalten.

Das sollten wir Ihnen unbedingt zu Gute halten!

Natürlich. Zu den ganz normalen Gedanken, die sich jeder macht, wenn man beginnt über eine Familie, über Kinder nachzudenken, kommt die Gretchenfrage.

Kann ich das? Werde ich so einem Baby gerecht! Kann ich wickeln? Stillen? Mich aufgeben? Das Kleine über alles setzen? Mich vergessen? Was, wenn ich es fallen lasse? Oder falsch halte? Ist das die richtige Entscheidung? Kriege ich das hin? Kann ich eine gute Mutter sein? Was wenn nicht?

Alles ganz einfach an dieser Stelle mit den weisen Worten meiner Freundin C. zu beantworten:

> Neugeborene Babys sind so konzipiert, dass sie frischgebackene Eltern überleben!

Danke C..

Wer ist schuld?

Ich bin schuld.

Es liegt an mir, dass es nicht klappt.

Ich bin unvollständig. Keine richtige Frau.

Das was andere so nebenbei machen, funktioniert bei mir einfach nicht.

Das einfachste auf der Welt.

Und doch eigentlich auch die schönste Nebensache der Welt.

Ich verbaue ihm seine Zukunft. Ich kann ihm seinen sehnlichsten Wunsch nach einer Familie nicht erfüllen.

Das sind schwarze Tage. Sehr schwarze, dunkle Tage.

Natürlich. Das stimmt nicht! Schließlich haben wir geheiratet, weil wir uns lieben und nicht, um unsere perfekten Gene weiterzugeben.

Man sollte auch daran denken, dass es nicht nur ich und du gibt. Sondern auch wir.

Und das Wir steht bei den Nichtschuldigen immer im Vordergrund. Sie geben uns nicht die Schuld. Schließlich haben sie uns geheiratet, weil sie uns lieben. Nicht als Geburtsmaschine. Und sie wollen mit uns Kinder. Nur mit uns.

Und trotzdem: An diesen schwarzen Tagen brauchen wir jemanden, am besten unseren Partner, der uns das immer wieder sagt. Mit einer Engelsgeduld. Immer wieder und immer wieder und immer wieder...

Bei mir funktioniert es ganz gut, wenn ich mir überlege, welchen Rat ich jemandem in der gleichen Situation geben würde. Was ich von ihm halten würde. Hätte er für mich weniger wert. Würde ich ihm sagen, dass deswegen die Welt gleich unter geht! Nein! Also!

Vielleicht soll das alles nicht sein. Aber habe ich das Recht ihm seinen Herzenswunsch zu verwehren? Einfach so? Mir geht es schließlich bei den ganzen Behandlungen gut. Sehr gut. Zum Glück.

Das ist mein Körper, ich soll das entscheiden. Klar. Ist so. Aber trotzdem sitzen wir doch gemeinsam in einem Boot.

Aber warum gehen wir uns dann gegenseitig an die Gurgel? Überleben schwer gemacht.

Ist ja sonst keiner da! Keiner, der annähernd mitfühlen kann. Keiner, der es jetzt schon weiß. Keiner der dieses Auf-und-ab mitmacht. Mitfühlt.

Ganz abgesehen von den vielen anderen Umständen und guten Nachrichten rundherum.

Anstrengend, sehr anstrengend.

Und auf keinen Fall, will ich meine Ehe zerstören. Ich liebe meinen Mann! Er liebt mich! Das weiß ich! Und das soll so bleiben! Und er will wirklich, dass es mir gut geht. Aber er will auch wirklich eine Familie. Eigene Kinder.

Ein schmaler Grat für uns beide.

Man muss sich auch nicht schämen, wenn man dann professionelle Hilfe annimmt.

Lieber nicht zu lange damit warten.

Diese Aufgabe, diese Zeit, diese Rückschläge, dieses Hoffen, diese Enttäuschungen sind eine harte Probe. Nicht nur für den Körper. Auch für die Beziehung und für die Seele.

Zu lange warten, kann zu viel zerstören.

Ich muss die Medikamente jetzt noch fertig nehmen, heute Abend die letzte Tablette, und warte darauf, dass die Sauerei wieder losgeht.

Erstmal Urlaub machen, dann zum Spezialisten nach M.. Der könnte genau der Richtige für mich sein: Spezialisiert auf Endometriose und Fruchtbarkeitsspezialist. Hört sich gut an. Und wenn das vom menschlichen her passt, werde ich machen, was der sagt...also vermutlich operieren und dann mal sehen...ein zweiter Versuch...

Trotzdem! Ich muss sagen, dass es mir die ganze Zeit, trotz der vielen Medikamente, Hormone und was weiß ich alles, die ganze Zeit über sehr gut ging. Auch die Eingriffe habe ich ohne Komplikationen überstanden: Keine Übelkeit, keine Schmerzen, keine Blutungen. Nichts. Wirklich gar nichts!

Ich war auf jeden Fall medizinisch hier sehr gut aufgehoben und habe mich wohl gefühlt.

So, und jetzt habe ich keine Lust mehr auf Trübsal blasen!

Ist so! Kann man nicht ändern! Aber das Beste daraus machen!

Ich werde mir neue Laufschuhe kaufen. Sport, Laufen um den Kopf besser frei und sortiert zu kriegen.

Und dann ab in den Urlaub.

Ein Schritt nach dem anderen.

Das negative Ergebnis abschütteln, wie ein nasser Hund das Wasser.

Bittere Tage: Ich muss mein Kompetenzteam Schritt für Schritt auf den neusten Stand bringen: Hat leider nicht geklappt. Schade.

Ich habe aber entschieden, dass ich keine Lust mehr auf Trübsal blasen habe. Punkt!

Außerdem hab ich ja gewusst, wie die Chancen stehen und einen Grund, warum die Versicherungen das ganze Prozedere für vier (!) Versuche bezahlen gibt's bestimmt auch! Das Leben geht weiter.

Wir haben uns für die Schritt-für-Schritt-Version entschieden:

1.) Schritt: Alle meine Seelenpfleger auf den aktuellen Stand bringen.

2.) Schritt: Am Donnerstag nach Deutschland fliegen.

3.) Schritt: Alles Durcheinander beseitigen – soweit das bei uns möglich ist – also am Freitag erstmal einen neuen Perso beantragen – selbstverständlich mit neuem Passbild und Käffchen im Büro.

4.) Schritt: Am Samstagmorgen früh um 6.00 Uhr im Flieger sitzen und in Urlaub fliegen. Ohhhhh, ich freu mich schon ganz doll…ganz besonders aufs Meer.

5.) Schritt: Im Urlaub alles essen, was Schwangere nicht essen dürfen!

6.) Schritt: Im Urlaub alle Sportarten nochmal ausprobieren, die man als Schwangere nicht machen sollte….ja, man entwickelt da so schräge Gedanken.. ich gehe im Moment sogar Joggen und hab mir neue Joggingschuhe gekauft, obwohl ich das so lange ich denken kann immer als den schlimmsten Sport auf der Welt empfunden habe.

7.) Schritt: Urlaub genießen.

8.) Schritt: Entspannt zurückkommen!

9.)

Und dann geht's weiter. Auch Schritt für Schritt.

Erstmal sanieren lassen. Also Drittmeinung einholen. Selbstverständlich beim Endometriose- und Fruchtbarkeitsspezialisten. Könnte genau mein Mann sein.

Vielleicht beendet eine operative Kernsanierung auch die monatlichen Kämpfe zwischen „Rotem Indianer" und Endometriose – ja, der „Weiße Cowboy" hat grad bissl frei.

Wenn schon kein Kind, dann wenigstens schmerzfrei! Erstmal…

Es ist alles für irgendetwas gut. Auch wenn man den Sinn oft erst viel, viel später erkennt.

Wer hätte gedacht, dass ich jemals ein Buch schreiben würde? Und dann auch noch ein Kinderwunschbuch?

Keiner!

Auf zu neuen Ufern.

Kinderwunsch heißt warten, warten, warten.

Du wartest auf deine Tage, du wartest auf den Termin, du wartest, bis du den nächsten Termin ausmachen kannst, du wartest darauf, dass du anfangen kannst, die Pille zu nehmen, du wartest auf den Kontrolltermin vorab, du wartest darauf, bis die Behandlung endlich los geht, du wartest auf den nächsten Ultraschallkontrolltermin und auf den nächsten und den nächsten, du wartest auf die Punktion, du wartest auf die Nachbesprechung, du wartest auf die Info vom Labor, du wartest auf den Transfer der Embryos, du wartest auf die Blastozysten, du wartest auf die Blutabnahme für den Bluttest, du wartest auf das Ergebnis, du wartest auf weitere Anweisungen, du wartest und wartest und wartest…

Und du kannst nichts tun!

Das ist wohl das Schlimmste. Du kannst nichts tun. Du musst warten. Und hoffen.

Ganz nebenbei, die Ausrede „Das sind die Hormone!" darf man durchaus benutzen!

Wenn es zu viel wird, merkt ihr das immer noch selber! Ihr habt ja euer Gehirn am Anfang nicht abgegeben! Und trotzdem kriegt man vielleicht den ein oder anderen Faux pas mehr verziehen…

Aber ich muss sagen, ich glaub, ich war mit Hormonen zahmer als ohne…

Das war eher so eine Ausrede für „auffälliges Verhalten".

Man hat da ja was Positives,

an dem man arbeitet! Gemeinsam! Also das macht schon Spaß, sowieso wenn es einem im Großen und Ganzen gut geht...

Und so ein Hormon-Witzchen zwischendurch ist durchaus angebracht! Und macht Spaß! Und ist auch bestimmt nicht gelogen! Zumindest nicht zu 100 %...

Also auch das: Durchaus legitim!

Zwischendurch musste (Betonung liegt auf musste) ich nochmal bei meiner „alten" Frauenärztin anrufen wegen den Blutwerten, dass man das nicht alles nochmal machen muss.

Ich könnte mich schon wieder aufregen!

Weil? Weilderweil:

Sie hätten ja auch an die Krebsvorsorge erinnert...

Ich komme nicht mehr als Patientin!

Warum?

Ganze Geschichte, Endo, künstlicher Darmausgang blablabla

Ah und die Adresse u Telefonnummer stimmen noch?

Ja, aber die brauchen sie ja nimmer!

Doch ich muss erst mit Fr Dr. sprechen, ob wirs schicken können...

Dann lassen sies, ich lass die neu machen, da kommt es auch nimmer drauf an...

Und die schweigt mich an und ich höre die ganze Zeit das Tippen auf ihrer Tastatur.

Was soll das? Die soll keine Romane in meine Akte tippen, die braucht sie nicht mehr!

Dann sagen Sie der Ärztin auch, dass ich echt enttäuscht bin und mir Kinder vielleich auch abschminken kann!

Das musste sein!

...Schweigen und Tippen...

Ja, ich wünsche ihnen noch einen schönen Tag. Tschüss!

Ich habe keine Lust mehr...

Ja, tschüss!

Was soll das? Ruft mich eh keiner mehr an und entschuldigen tut sich noch weniger jemand...

Irgendwie war das schräg. Sehr schräg. Fast sogar surreal.

Aber daran muss man sich gewöhnen. Ist schließlich doch irgendwie eine Ausnahmesituation. Nicht immer eine schlechte oder unangenehme.

Aber schräg bleibt es trotzdem. Irgendwie.

Das zeigen auch unsere intimen Eier-Gespräche beim Auftackt des zweiten Versuchs:

Und? Was sagt der Doktor?

Er ist zufrieden mit mir! Er hat gesagt, wir haben einen guten Start!

Und was heißt das jetzt?

Dass die Ausgangssituation gut ist!

Ja und wieso? An was sieht er das?

Weiß nicht genau, aber wenn es schlecht wäre oder normal, hätte er nix gesagt! Also muss wohl wirklich gut aussehen!

Ja wie jetzt?

Also wenn ich es aufm Ultraschall richtig gesehen habe, waren da schon zwei richtig große Eibläschen...

Ah.... Und ist das gut?

Ja, ich glaub schon für unsere Verhältnisse! Bin ja eigentlich in den Wechseljahren...

Stimmt! Ja, wenn er es nicht so meinen würde, hätte er nix gesagt!

Genau!

Wie lang hast du eigentlich gebraucht?

20 min!

Länger nicht?

Nö, und beim Blutnehmen habe ich sogar noch ein paar Minuten warten müssen.

Ah...

Schon schräg! Gell?

Früher hab ich mir um diese Zeit Sorgen gemacht, was ich meinem Mann zum Geburtstag und zu Weihnachten schenke – natürlich in doppelter Ausführung, weil meine Eltern ja auch noch Geschenke brauchten – und gehofft, dass ich nicht wieder Kuchengabeln, n

Kochbuch oder n Geschenk von der Tombola des Fußballvereins bekomme…also bevor ich mein „richtiges" Geschenk bekam – über das ich mich dann überhaupt nicht mehr richtig freuen konnte! Ja, er findet das voll lustig! … Ich habe mich gerächt: Mit superschönen langen Unterhosen von Schiesser! In Mausgrau! Er hasst lange Unterhosen und zieht die auch bei -25°C auf gar keinen Fall an. Das ist uncool! Sieht zwar keiner…aber egal! Tja, eigentlich brauche ich gar kein Kind, hab ja eins…

Dieses Jahr haben wir das abgeschafft! Wir schenken uns ja schon bissl länger nix mehr…und dieses Jahr haben wir das auch auf die Eltern ausgeweitet. Anscheinend erfolgreich. Auf beiden Seiten! Mal sehen, ob sich auch alle daran halten…

Und den Schwager schnapp ich mir auch noch!

Übrigens: Ungute Gefühle gehören zum Leben dazu!

Man muss sie annehmen! Sie gehören dazu! Zu einem selbst! Zum Leben! Zur eigenen Persönlichkeit!

Sie können sogar gut sein und sollten darum mit der nötigen Sorgfalt beachtet werden!

Tut man das nicht, können sie unheimlich viel Energie rauben! Die fehlt bei anderen Aufgaben!

Es ist viel ökonomischer ihnen Beachtung zu schenken und den Grund herauszufinden.

Akzeptieren und tolerieren! Bis zu einem gewissen Grad…

Oder den Grund herausfinden und eliminieren. Wenn möglich.

Wenn das heißt, dass ich mich von den Freundinnen ein bisschen zurückziehe, wenn sie in der Brüt- und Brut-Phase sind oder mich an Gesprächen, dass sich die Bildchen auf den Pampers geändert haben, nicht beteilige, weil es mir gut tut, dann ist das in Ordnung! Aber sowas von in Ordnung!

Der Körper sagt uns ganz genau, was er braucht. Vielleicht müssen wir ihm einfach wieder genauer zuhören...

...und unseren eigenen Weg gehen...

Fakt ist: Wenn man körperliche und seelische Bedürfnisse im Einklang hat, kann sich ein gutes Lebensgefühl entwickeln! Das steht auch mir zu!

Und es gibt mit Sicherheit niemanden, der mir das nicht gönnt! Im Gegenteil!

Und diejenigen, die das Problem kennen und es wirklich gut mit mir meinen, die wünschen mir das und beten jeden Abend dafür! So!

Eine gute Gelegenheit, die Spreu vom Weizen zu trennen...

Und noch etwas: Gute Dinge verdienen uneingeschränktes Lob! Auch Eigenlob! Und gerade das!

Tue Gutes und sprich davon!

T. ist schwanger:

> Ahh...Tina....ich weiß gar net, was ich machen soll....!?!

> Ganz einfach: Genieß es!

Da wusste ich noch nicht, dass sie auch ein hartes Schicksal treffen wird.

Leider haben die Krümel oder der Krümel sich anders entschieden: Fehlgeburt! Mit allem drum und dran! Warten, Hoffen, noch mehr Warten und noch mehr Hoffen und dann doch ausschaben! Mit allen Gewissensbissen und Fragen, Zweitmeinungen, Hin und Her und dem ganzen Alltag, der in solchen Situationen ja noch zusätzlich mit allem, was er hat, über uns hereinbricht! Furchtbar!

Ich möchte nicht mir ihr tauschen!

Trotzdem: Irgendwo ganz hinten hängt da der Neid: Genieß es, so lange es geht! Soweit wie ihr gekommen seid, werden wir es ohne Hilfe nie schaffen! Nie, nie, nie!

Aber das behalte ich selbstverständlich für mich! Das muss so sein! Und ich werde auch nie im Leben ein Wort darüber verlieren!

Trotz all meinen Geschichten, Erlebnissen und Niederschlägen habe ich mein Feingefühl noch nicht verloren! Ich hoffe, der Rest der Menschheit sieht das auch so! Und ich habe Geduld gelernt!

Noch mehr als bei meinem Unfall, bei dem ich mir den Rücken gebrochen habe und wieder einmal Glück gehabt habe! Ich kann noch laufen!

Das ist, glaube ich, auch ein Grund dafür, dass ich mit unserem Experiment hier so gut klar komme! Ich habe damals angefangen, jeden Tag zu genießen und zu leben, so wie er es verdient!

Was sagte Mark Twain so schön: „Gib jedem Tag die Chance, der schönste deines Lebens zu werden!"

Und natürlich Geduld gelernt: Ein Rücken heilt ungefähr so langsam, wie eine unfruchtbare Frau schwanger wird! Ich sage es euch: Das dauert Jahre…!

Und bei meinem Rücken merke ich heute – 8 Jahre später – immer noch Verbesserungen…

Also immer schön weiter hoffen!

Klar, man muss sich mit dem Thema, dass es vielleicht nie klappen wird, konsequent auseinander setzen und – wie für alles in dieser Zeit – einen Masterplan in der Schublade haben.

Vielleicht adoptieren, oder ein Pflegekind – aber vielleicht auch ein heißgeliebter Köter oder beruflich mal eine andere Richtung einschlagen, so wie man das schon lang überlegt...

Aber man muss auch immer weiter daran glauben! Sonst bringt alles andere nichts!

So Sachen wie: Wenn es nicht klappt, ist auch nicht schlimm! Es wäre zwar schön, aber...

Das stellt man am besten konsequent ab für die Zeit, in der man konkret am Wunschkind arbeitet!

Ich musste meiner geliebten Mama da auch Einhalt gebieten...

Und meinem Papa auch! Der hat nämlich die Angewohnheit mich immer nach zugelegten Kilos abzuscannen und nach meinem Gewicht zu fragen!

Ja...ich bin da bissel anfällig für die Schwimmringe am Bauch, am Arsch, an den Armen, Beinen...einfach überall!

Trotzdem: Klare Ansage: Sollte ich von den Hormonen zunehmen oder irgendwie anders aufgehen: Ich möchte nicht darauf angesprochen werden!

Ja, sie meinen das alle gut, aber ganz ehrlich: Scheiß drauf! Hier läuft in den paar Tagen alles so, wie ich das will! Basta!

Außerdem bin ich ja wegen den paar Hormonen keine faule Kuh geworden! Ich mach mein ganz normales Sportprogramm wie immer: Joggen, Rückengymnastik, Trampolin springen, Gymnastik für Bauch, Beine, Po, Arme und was gegen die Reiterhosen...

Ich bin ja net krank, oder so!

Nur vielleicht bald schwanger.

Naja, sobald das mit dem Bauch wegen den dicken Eiern nicht mehr funktioniert, lass ich das weg, aber mir fällt schon was anderes ein…ja, und Trampolin auch nimmer nach dem Transfer, das hab ich M. versprochen…

Tja, so ist das, erst nehmen sie dich hart dran und dann wollen sie dich in Watte packen: Leg die Füße hoch! Trink n Tee! Lies etwas! Und beweg dich auf keinen Fall!

Am liebsten würden sie dich für 2 Wochen ins Bett packen!

Boar wär das langweilig!

Also den ersten Versuch könnt ihr ganz entspannt angehen!

Ich weiß, das ist viel leichter gesagt als getan!

Aber es gibt einen Grund, warum die Krankenkassen mehr als einen Versuch – nämlich meistens 4 (!) – bezahlen!

Es ist also einen Versuch wert, wirklich entspannt in die Sache zu starten…

Außerdem beim zweiten Versuch habt ihr dann den Vorteil der Routine. Man kennt die Leute, den Arzt, die Schwestern, das ganze Prozedere viel besser. Ergo: Man ist bestimmt auch ein bissl entspannter! Das kann nur von Vorteil sein!

Man weiß halt einfach, was da so ab geht. Easy Going also!

Muss ich auf etwas achten?

Verwirrter ungläubiger Blick?

Ehrlich?

Also mit Kinderkriegen und Schwangersein kenn ich mich aus! Da kann mir niemand etwas vormachen. In Theorie Eins mit Sternchen! Gut, Praxis und selbstgesammelte Erfahrungen sind ausbaufähig. Das gebe ich zu.

Sport? Essen?

Nein….

Ganz überrascht ist er.

Alkohol?

Fragendes Stirnrunzeln.

Ahh….

Er zieht die Nase nach oben.

Vielleicht nur ein kleines Bisschen.

Mit Daumen und Zeigefinger macht er eine kleine Mengenangabe. So wie beim Schnaps. Zweifingerbreit…vielleicht auch nur ein halber…

Ahhhh… ich mag das hier!

Die sind hier tatsächlich, glaub ich, noch ein bissl entspannter als in Good old Germany.

Für mich ist das genau das Richtige!

Klar: Du denkst jetzt bestimmt: Alkohol? Ist die von Sinnen? Und: Was für ein Arzt ist das denn?

Aber: Moment!

Alkohol ist dann scheiße, wenn der Krümel von der Mama ernährt wird. Und das wird er zu dem Zeitpunkt noch nicht!

Mal ganz abgesehen davon, dass man es ja auch nicht als Freifahrtschein sehen muss und übertreiben soll!

Und mal ganz ehrlich: Über die Phase sind wir doch alle schon lange hinaus!

Versuch 2 (langes Protokoll):

26.10. 2. Zyklus nach erstem Versuch.

Untersuchung, ob alles für einen zweiten Versuch in Ordnung ist, ja ist es!

Endometrium-Scratching, für besseres Einnisten,

Depotspritze für künstliche Wechseljahre (hält 4 Wochen an), ist notwendig zur

Runterregulieren der Eierstöcke, es kann zu Nebenwirkungen wie in den Wechseljahren kommen, häufig sind Hitzewallungen.

06.11. 1. Tag Periode

Nebenwirkungen halten sich in Grenzen, ein bisschen Hitzewallungen sind dabei, aber alles sehr gemäßigt und gut verträglich mit Umwelt.

Ernährungsumstellung auf Großteil basische und basenbildende Lebensmittel

Soll positive Wirkung auf chronische Krankheiten und Wohlbefinden haben,

Hat positive Auswirkung auf Befinden. Tatsächlich oder eingebildet fraglich...

16.11. Leichte Blutungen haben begonnen, nur auf Klopapier sichtbar, ansonsten keine weiteren Beschwerden, Hitzewallungen sind noch da, ansonsten gutes Befinden

18.11. Frage nach Hitzewallungen und allgemeinem Befinden: Hitzewallungen sind da, aber nicht schlimm oder tragisch, ansonsten sehr gutes Allgemeinbefinden

Kontrolltermin: Ultraschall: Es sieht alles gut aus, Dr. Gricius ist zufrieden mit mir; ich zitiere: " Wir haben eine guten Start!"

Bluttest: Lutropin, Estradiol, Progesteron - heute mal nur eine Ampulle….

Medikamente zum Spritzen für 5 Tage, ab heute 22.00 Uhr spritzen.

23.11. Frage wies mir geht? Sehr gut!

Ist es diesmal nicht so schmerzhaft wie beim letzten Mal? Nein! Ich habe nichts, überhaupt nichts!

Gut, dass wollte er wissen, dann machen wir jetzt Ultraschall. Also runter mit der Bux.

Er zählt und zählt und zählt…also wenn ichs richtig verstanden habe waren da 9! An einem Eierstock! Also 9 Eibläschen an einem Eierstock! Mindestens!

Wohohooow! Hört sich gut an!

Neues Medikament, weil die Wechseljahrsspritze aufhört zu wirken. Ampullen und Pulver zum Mischen mit Kanülen und jeweils 2 Spritzen, eine zum Mischen und Aufziehen, die andere zum Spritzen. Diphereline.

Ob er schon sagen kann, wann die Punktion ist?

Voraussichtlich nächste Woche Mittwoch! Aber das kann sich noch verschieben!

Keine Rechnung, die Blonde (die blöde Blonde) meinte, sie würden das mit der Versicherung direkt abrechnen und falls die es nicht bezahlt, auf uns zurückkommen.

25.11. Nochmal Kontroll-Ultraschall

Wie geht's?

Sehr gut!

Ok, dann schaun wir mal, was sich getan hat!

Jihaaaaa...

Wir ultraschallen so vor uns hin...und messen Eierchen und zählen Eierchen...

Das sieht ein bisschen besser aus als beim letzten Mal!

Ha! Er hats gesagt! Yes!!!

Ein Feuerwerk in mir! Jippeeee!

So ein einfacher Satz kann so viel bewirken - wenn man unter Hormonen steht!

Es scheint ihnen wirklich besser zu gehen als beim letzten Versuch...

Ohja, viel besser!

Ja, ich sehe das, Sie sehen viel besser aus! Das ist gut! Das freut mich!

Oh, ich liebe diesen Mann...der tut mir wirklich gut!

Gestern Abend dachte ich, es würde losgehen, aber nur so gaaaaanz leicht, aber heute Morgen, war dann alles wieder weg!

Ich bin so froh darüber!

Da freut er sich mit mir...

Er könnte mal nach meinen Hitzewallungen fragen: Gestern Nachmittag hab ich meinen Pulli bestimmt zehn Mal an und ausgezogen.

Weiter geht's mit Diphereline bis Sonntag.

Am Montag nochmal n Termin zur Ultraschallkontrolle, dann haben wir 10 Tage Stimulation und dann kann er auch sagen, wann die Punktion ist.

Zu Hause fällt mir dann ein, dass ich das Päckchen Diphereline ja mal aufmachen könnte...

Natürlich fehlen die Kanülen und die Nadeln...

Also nochmal los zur Apotheke und alles dreifach eingekauft.

Ist ja zum Glück nur n kurzer Spaziergang zwischen zwei Tassen Tee und nebenbei gebe ich noch schnell das Leergut ab...

Bei dem Novemberwetter hier - um 16.00 Uhr wird's dunkel - muss man echt gucken, dass man irgendwie wenigstens noch n bissl Tageslicht abkriegt.

Naja, das war schön, hat alles zusammen 68 Cent gekostet.

So gefällt mir einkaufen.

Trotzdem: Wenn man nicht alles selbst kontrolliert...das ist wie im Puff! Also im Büro. Ja...wenn ich keine Lust habe oder mir in dem Laden mal wieder was nicht in den Kram passt, dann geh ich in den Puff.

Im Laufe des Nachmittags fällt mir dann noch ein, dass vielleicht auch die Umstellung auf basische Ernährung mit dran Schuld sein könnte, dass es mir diesmal so viel besser geht....

Ansonsten läuft alles wie es laufen soll: Leben, spritzen, schlafen. Leben, spritzen, schlafen. Leben, spritzen, schlafen. Im Osten nichts Neues.

Samstags genießen wir als Alternative zum wie immer miserablen Samstag-Abend-Fernsehprogramm einen aufgenommenen Film, als mich der Spritzen-Wecker aus meiner Symbiose mit der Couch reißt und ich fast von derselben einen Abflug mache.

Naja, jetzt stehe ich wenigsten wieder, kann ich also auch gleich zum Kühlschrank gehen. Päckchen rausholen, fünf Minuten antauen lassen, erst die Diphereline in die eine Seite dann das Bemfola in die andere. Desinfizieren, trocknen lassen, auspacken, eine Wurst abpetzen, Nadel rein und Pen abfeuern. Also jetzt sollte das eigentlich funktionieren... Nochmal: Feuer...Nichts.

Was soll das?

Ich drücke nochmal ein bisschen wild darauf rum. Nichts.

M.?

Mmhhhmmmm…?

Das geht net.

Wie das geht net?

Das geht net! Der ist kaputt.

Was…?

Ja, der ist kaputt, defekt, der geht net.

Hast du noch einen?

Ja, den für morgen…

Nimm den!

Ja, muss ich dann wohl! Manno, jetzt hab ich des Ding schon in mir drin stecken und jetzt muss ichs wieder rausholen und ein neues reindrücken. Das will ich nicht.

Bringt ja alles nichts. Raus mit dem, rein mit dem zweiten, wieder ein Pieks und ein Loch im Bauch. Hier komm ich dann auch wenigstens zu meinem Schuss.

Ja, irgendwie sind da wohl beim Zusammenbauen, die einzelnen Teile falsch gegeneinander verschoben worden. Der Auslöser lässt sich nicht rein drücken. Egal.

Ich muss mich jetzt aber um einen neuen für morgen kümmern.

Zum Glück ist mir das nicht morgen, mit dem Letzten passiert. Sonst hätte ich da in der Nacht noch rumtelefonieren und rumrennen können.

So bekomme ich morgen in aller Ruhe Antwort auf meine SMS und kann mir im Laufe des Tages einfach einen Neuen in der Klinik abholen.

Na, das ging ja nochmal gut.

28.11. Und nochmal Kontrollultraschall:

Wie geht's Ihnen heute?

Gut.

Besser als beim letzten Mal!

Ja, immer noch viel besser

Was macht der Bauch?

Sehr gut! Beim letzten Mal hatte ich ja n riesen Rantzen hängen, wie - keine Ahnung - 5 Tage lang Festtagsessen! Und der ganze Bauch war hart! Diesmal ist nichts: Kein dicker Bauch und er ist immer noch weich...

Gut! Dann schaun wir mal, was sich getan hat...

Und los geht's!

Same procedure as every year?

Same procedure as every year, James!

Zählen, messen, nochmal zählen...

Fertig, wieder anziehen!

Hat sich gut angehört, also bereiten wir das fischen vor! Let's go!

Ist am Mittwoch um 11.00 Uhr OK?

Irgendwie ist das komisch! Zu wenig enthusiastisch für das große Fischerfest…

Ja….für die Punktion?

Nein! Nochmal Kontrollultraschall! Wir kontrollieren dann nochmal, ob alles in Ordnung ist… aber ich geh davon aus, dass es das ist…

Ja…das geht…ich hatte gehofft wir wären schon soweit….

Keine Antwort…keine Reaktion…

Die Kleine ist schon wieder unterwegs und holt die Medikamente.

Sie brauchen auch wieder Diphereline, oder?

Ja…

Die Kleine flitzt wieder los.

Also das eine ist für Montag, das andere für Dienstag….

Sie sehen, dass wir die Hormongabe verringert haben, das ist weniger als die ganzen letzten Tage…

Er sagt das so stolz, das muss wohl was Gutes sein…

Und Sie wissen ja, die Diphereline nur das Halbe, den Rest wegkippen…

Ja, ja, ich weiß…

Kann ich auch Kanülen und Nadeln zu den Ampullen haben?

Ja, ja, natürlich, das gehört dazu...

Und nochmal flitzt die Kleine....

Also am Mittwoch dann um 11.00 Uhr?

Ja! Wir machen dann nochmal Ultraschall und nehmen Blut, wegen der Hormonwerte. Es könnte auch sein, dass der Bauch schon wächst und sich ein Spannungsgefühl breit macht.

Ja, ok, das kenn ich ja schon....

Gut!

Gut! Also bis Mittwoch dann...schönen Tag noch...

Ahhhhhhkrrrrrr!

Ich könnte grad kotzen!

Am liebsten hätt ich ihn aufgefressen! Blöd, dass ich das net kann!

Nochmal zwei Tage länger! Ich weiß langsam gar nimmer, wo ich hinspritzen soll! Mein Bauch ist von rechts bis links verstochen!

Scheißdreck!

Mein Körper arbeitet noch net mal so wie er soll, wenn er von außen alles kriegt, was er braucht!

Was hab ich diesmal wieder falsch gemacht?

Falsch gespritzt? Falsch gegessen? Falsche Folsäure?

Und warum, verdammt nochmal hat der jetzt die Hormone runter genommen?

Wenn doch eh nix läuft?

Naja, der wird schon wissen, was er macht...Aber vielleicht ist das auch um ne Überstimulation zu vermeiden....

Was weiß ich! Tja, Tina, so ist das halt, wenn man vergisst zu fragen...

Naja, wenigstens hat sichs so angehört, wie wenn das gut wäre...

Scheiße! Das bringt doch wieder die ganze Planung durcheinander!

Kann ich dann überhaupt fliegen? Und für den Bluttest in der Klinik reicht das auch vorne und hinten net! Naja, den kann man ja wahrscheinlich auch in Deuschland machen...aber dann brauch ich ja auch jemand für die weitere Behandlung, falls es geklappt hätte...ob die das überhaupt gerne machen? Und mein neuer Gyn in MA, oder der die Behandlung nach IVF überhaupt übernimmt...?

Ohhh... Mann! Das wird immer blöder...!

Noch schnell ne Whatsapp an M., dass mich alles nervt.

Bezahlen und Heim trödeln....

Mann, verdammt!

Aber was, verdammt nochmal passt mir denn gerade net?

Ich hab keine Ahnung!

Wut? Frust? Ungeduld?

Von allem ne riesen Ladung!

Gemischt mit purer Verzweiflung!

Hat er doch schon letzte Woche gesagt, dass sich da noch was verschieben kann!

Reiß dich zusammen! Sei vernünftig!

Scheiße! Ich will jetzt net vernünftig und sachlich sein!

Ich hab keine Lust mehr!

Wäre ja auch zu schön gewesen, wenn in dem Scheißkerl von Körper alles so gelaufen wäre wie es soll...

Verdammt, Kacke, Scheiße!

Tina, du weißt genau, dass es das net besser macht! Und dein Körper arbeitet so gut er eben kann! Und: DIR GEHT'S GUT!

Ja...stimmt alles...trotzdem stört mich irgendwas grad gewaltig!

Was? Keine Ahnung! Absolut keine Ahnung!

Da kann auch der schöne weiße frische Schnee, der grad runter kommt und alles schon ganz leicht, wie mit Puderzucker, bedeckt hat, nichts dran ändern.

Und zu meiner Stimmung passt das grade gar net!

Wenn ich zu Hause bin, ess ich n paar Plätzchen! Nee, ist ungesund, ich mach mir ne heiße Schokolade. Aber net mit Milch mit Dinkeldrink. Und net mit Kaba mit Kakao. Geht das übehaupt? Brennt der an, wenn man den im Topf heiß macht? Und löst sich der Kakao dadrin überhaupt auf? Ich könnt n Schneebesen nehmen! Das wird wohl nix bringen! Dann mach ich mir n Tee! Aber net schon wieder Fenchel-Anis-Kümmel. Was Neues! Ich hab ja noch n Päckchen! Das mach ich auf. Oh! Und ich könnt den Strawberry-Cheesecake-Tee-Beutel testen! Ohja, das mach ich! Dann ist das auch mal gemacht! Was da wohl alles drin ist…Aroma…

Egal jetzt!

Telefon klingelt: M.:

Und? Was hat er gesagt?

Ach, dass ich am Mittwoch nochmal hin muss! Und Punktion dann voraussichtlich erst am Freitag…

Ja, dann nehme ich mir am Freitag frei!

Ja, gut!

Was ist n?

Schnief, nörgel, pientz… ganzer Bauch verstochen… nochmal zwei Tage länger… Hormone runter genommen… keine Lust mehr… schnief, nörgel, pientz.

Ich versteh dein Problem grad net!

Ach, ich weiß auch net, ich hab keine Lust mehr…keine Geduld mehr…Körper funktioniert net…

Jetzt mach mal halblang, der hat doch gesagt, es sieht alles gut aus und das es sich immer noch verschieben kann!

Ja, ich weiß, ich kann dir auch net sagen, was mich stört, aber irgendwas stört mich grad gewaltig!

Hä? Wieso? Ist doch alles im grünen Bereich!

Ich weiß, ich kanns dir net sagen... vielleicht hab ich was falsch gemacht oder falsch gegessen oder falsch getrunken... vielleicht ist es die falsche Folsäure...

Nee, das hätte er schon gemerkt und auch gesagt...

Ja, wahrscheinlich...aber warum setzt er jetzt die Hormone runter, wenns noch net so ist, wies sein soll?

Ja, was hat er denn gesagt?

Hab vergessen zu fragen...

Ist auch egal! Der wird seine Gründe haben! Und ich vertrau' dem Arzt!

Mhhmmm stimmt, da war was!

Ah, vielleicht ist das auch nur, um ne Überstimulation zu vermeiden...

Das kann auch sein!

Ich weiß net!

Jetzt mach dich net verrückt, das hat alles seine Richtigkeit.

Ahhh, noch net mal das funktioniert, so wies soll!

Ja, aber das wissen wir ja schon länger...

Ja, aber net, dass es jetzt auch in der Stimulation net so klappt wies soll!

Stimmt doch gar net! Es war von Anfang an möglich, dass es sich noch nach hinten verschiebt!

Jaaa….

Und? Hast du nochmal Hormone gekriegt?

Ja, red ich chinesisch?

Jaaa! Hab ich doch gesagt! Aber, er hat die runter gesetzt! Heute schon weniger und morgen noch weniger!

Allo hopp! Wir machen das jetzt so weiter, wie er sagt, wir können eh nix anderes machen.

Ja, ich weiß.

Aber auch das passt mir grad net!

So jetzt mach ich erstmal Tee!

Ah! Entspannung! Tee für Körper und Seele! Das ist genau das, was ich jetzt brauche!

So, jetzt noch der Strawberry-Cheesecake.

Ich trink noch n Wasser, bis der Tee fertig ist!

Scheiße! Jetzt ist mir auch noch das Glas runter gefallen und auf der Arbeitsplatte zerbrochen und dann weiter auf den Boden gefallen…

Das passt ja zum Rest des Tages!

Kehrbesen und Schippe und Staubsauger, Geschirrhandtuch in das Spülbecken ausschütteln und dann austauschen…

Bei M. ausgekotzt:

Is doch egal! Was is denn los heut? Mach dir mal net so viele Gedanken!

Keine Ahnung! Ich hab mir n Entspannungstee gemacht! Und n Strawberry-Cheesecake-Tee!

Hab s dann tatsächlich noch hingekriegt! Ohne weitere Vorkommnisse!

Und mich dann hingesetzt und das ganze Dilemma runtergeschrieben!

Jetzt geht's mir schon besser!

Das ist superwichtig! Falls du noch kein "Ausgleichsventil" hast: Such dir eins!

Wenn du kein Buch schreiben willst, probiers mal mit Kickboxen!

Ist ja aber auch wirklich so: KEIN GRUND ZUR SORGE! Alles ganz normal! Bei solchen Behandlungen verschiebt sich immer mal wieder was! Nach vorne oder nach hinten!

Daran sieht man auch, dass man in guten Händen ist! Man stellt sich auf die aktuelle Situation und individuelle Reaktion ein! Genau darum muss man auch jeden zweiten Tag zur Ultraschallkontrolle und zum Arzt rennen! Das wissen wir doch…!

Naja, mein Körper ist noch net ganz durch mit dem kleinen Aussetzer. Der ist grad immer noch total angespannt!

Ich werde mich noch ein bissl bewegen, Trampolin springen, Gymnastik machen, um die überflüssige Energie loszuwerden…

Außerdem: Wer weiß, wie lange ich das noch alles darf…Und: Wie lange das noch alles geht…?

Und…am Mittwoch einfach noch nach dem Grund fragen, für das Runtersetzen der Hormone. Einfach, dass ich Bescheid weiß! Sah ja wirklich so aus, wie wenn alles noch gut ist und aussieht und auch das Runtersetzen was Positives ist…

Vielleicht ist ne ordentliche Ladung Eier da! Und die, die da sind, müssen jetzt noch richtig fett und rund werden. Wachsen und gedeihen. Wir arbeiten jetzt sozusagen an der Qualität! Nicht mehr an der Quantität.

Das würde auch zum wachsenden Bauch und den Spannungsgefühlen passen…

Ah! Und Strawberry-Cheesecake- und Entspannungstee sollte jede IVF-Patientin im Vorrat haben!

Was Süßes, Warmes im Bauch wirkt an trüben Tagen Wunder…

Und net kleckern! Gleich Klotzen! Eineinhalb Liter müssen das schon sein!

Mindestens! Eher zwei! Und ne richtig große Tasse, an der man sich festhalten kann!

So, das ganze heute Getippte nochmal durchgelesen, hier und da was korrigiert…

Und siehe da: Mir geht's wieder gut!

Ich sags ja: Zyklusabhängig! Tageszyklus! Jaaa! Das gibt's! Besonders in ner Hormonbehandlung!

Kurz gesagt: Das waren mal wieder die Hormone!

Jaa…OK…meine Ungeduld hat auch ihren Teil dazu beigetragen. Irgendwann will man einfach mal Ergebnisse sehen und nicht mehr Warten und Tee trinken…

Ist halt so! Macht aber nix!

Jetzt ess ich was! Ihr seht: Ich bin wieder da!

Und n Glas Sekt ist auch noch drin! Die Flasche vom Weihnachtsgebäck – Schoko-Champagner-Herzen - muss ja schließlich noch leer werden. Net, dass sie schlecht wird. Das wäre ein Skandal!

30.11. Sieht alles gut aus! Am Freitag um 13.00 Uhr ist die Punktion. 6 Std vorher nichts essen und nichts trinken. Am besten ausschlafen, duschen und los.

Wieder kein Duschgel, keine Bodylotion, kein Parfum…

Heute Nacht um 1.00 Uhr muss die Eisprungspritze gesetzt werden!

Du solltest einen guten Film schauen.

Ja, das mach ich. Ich glaube, ich hab noch was aufgenommen.

Nachgefragt, warum Bemfola runtergesetzt wurde: Ist eine finanzielle Sache! Es sind genügend Eier da, die wachsen auch weiter mit weniger Hormonen.

Und die geringere Dosis ist einfach auch günstiger für uns…!

Die Dokumente zum Ausfüllen wegen Risikoaufklärung zur Narkose und dem weiteren Verfahren hab ich diesmal mit nach Hause bekommen zum Ausfüllen! Außerdem sollen wir schon um 12.30 Uhr in der Klinik sein.

Ich muss heute Nacht um 1.00 Uhr die Einsprung-Spritze setzen.

Ok...soll ich dann mit dir wach bleiben?

Da hat wohl jemand Angst, er könnte seinen wohlverdienten Schönheitsschlaf nicht bekommen.

Nö!

Ist er jetzt etwa beleidigt?

Oder willst du die Spritze setzen?

Nein!!!

Das war eindeutig.

Ich würde das nur mit so einem Blasrohr machen.

Ist er nicht wieder lustig? Der soll lieber mal aufpassen, dass sein wildes Tier nicht die Krallen ausfährt. Aber heute nicht. Heute ist ein guter Tag.

Das können wir dann beim dritten Versuch machen.

Das ist dann nämlich erstmal die letzte Spritze.

OK.

Ist schon bissl lustig die Vorstellung. Insbesondere, dass er mich eh net kriegen würde. Ich wäre viel schneller als er bei einer Verfolgungsjagd durchs Haus. Und außerdem kleiner. Ich passe durch jede Ritze und in jedes Versteck. In Kombination mit meiner katzengleichen eleganten Fortbewegungsweise hat er keine Chance. Und Geduld ist auch nicht seine Stärke.

Sieger auf allen Linien.

Ich habe entschieden, dass ich mich gut vorbereite. Ich soll dann ja morgen wahrscheinlich wieder leicht essen und mich nicht anstrengen. Also vorkochen.

Pasta funktioniert normalerweise in allen Variationen als leichtes Gericht. Es gibt also Gemüselasagne. Ein neues Rezept. Das wollte ich schon lange ausprobieren. Außerdem ist es aufwendig und wird mich einige Zeit beschäftigen. Einkaufen noch dazu. Das passt schon...

Zucchini, Auberginen, Spinat, Tomatensoße, Champignons, noch paar andere Sachen, was man halt so braucht, um zu überleben.

Das große Kochen kann losgehen.

Zucchini und Auberginen in lange Streifen schneiden, salzen, braten...

Spinat mit Zwiebel andünsten, Schmand dazu, Muskat, Pfeffer, Salz...

Eigentlich nur ein bisschen Salz. Nicht das ganze Glas. Vor lauter Schusseligkeit ist mir der komplette Inhalt in die Pfanne, um die Pfanne, auf den Herd, auf die Arbeitsplatte und natürlich auch daneben und auf direktem Weg auf den Boden gefallen. Prima!

Ich fische aus der Pfanne, was zu fischen geht.

Ja, definitiv eine verliebte Köchin, trotz aller Maßnahmen.

Ist jetzt so. Ich kann es nicht ändern. Und wegwerfen will ich den schönen frischen Spinat auch nicht. Dann mach ich halt an den Rest weniger Salz dran.

Pilze schneiden, anbraten, auch Zwiebel...

Fertig!

Schichten tu ich dann erst morgen, damit die Nudeln nicht matschig werden.

Muss ich auch!

Ich bin so blöd! Ich hab die Lasagneplatten vergessen! So langsam glaube ich, die Hormone schlagen aufs Hirn.

Ich dachte eigentlich, es gäbe nur Schwangerschafts- und Stilldemenz und keine Kinderwunschdemenz. Denkste.

Naja, müssen wir dann morgen mitnehmen.

02.12. Punktion:

Ich hab schlecht geschlafen. Wir sind pünktlich um 12.30 Uhr in der Klinik.

War schon früh wach, hab dann noch gelesen und bin um 11.00 Uhr duschen gegangen.

Scheint ein stressiger Tag in der Klinik zu sein. Die Kleine, die mich wieder abholt, ist sauer, dass die Empfangstussi - ja die blöde Blonde - nicht direkt Bescheid gesagt hat. Wir haben schon 25 min gewartet. Sie bringt M. aufs Zimmer.

> Wie geht's?

> > Ja..gut...es zieht...wir könnten jetzt schon so langsam anfangen... Außerdem wars gestern ein Tag ohne Spritzen und Nadeln, da könnte ich mich dran gewöhnen...

Da lacht sie dann doch...

Auf geht's! Sie setzt mir noch direkt oben den Zugang. Klappt einigermaßen, meine Weste und mein T-Shirt krieg ich dann aber nicht mehr an. Zum Glück hab ich ein Unterhemd an. Es ist auch schön, dass da beim Stechen noch n Kerl reingeklotzt hat, mit einer anderen Schwester, weil keiner wusste, dass wir da drin sind...

Als wir dann wieder in den Katakomben sind, geht alles recht schnell... nochmal Pipi, Op-Dress an und los.

Die Anästhesieschwester oder auch ne Anästhesieärztinnen-azubine oder so kommt noch dazu. Begrüßt mich sehr nett, wir drei Mädels erzählen noch n bissl über Sprache und so... Die Ärzte - Gyn und Anästhesist - kommen dann auch dazu und bereiten schon mal den Ultraschall vor...

Der Anästhesist fragt mich nochmal, ob ich Medikamente nehme: Nee, nur Folsäure, Mg, Ca, Zn.

Und ob ich heute schon was gegessen habe?

Hä? Was soll das denn?

Nee, seit heute morgen um 7:00 Uhr nix gegessen und getrunken!

Ob ich sonst irgendwas hätte?

Mir wird's nach Narkosen öfter mal speiübel!

Wie wars beim letzten Mal hier?

Super! Keine Beschwerden!

Also dann: Gute Nacht! Du wirst schlafen!

Meint der Gyn.

Oh, das wäre gut, ich habe heute Nacht nicht gut geschlafen...

Also dann legen wir los!

Die Anästhesieschwester jagt mir auch schon was rein...gleich zwei riesen Kanülen...

Die haben sich wohl gemerkt, dass ich das letzte Mal zwischendurch wach war....

Ahja, es geht schon los...

Augen zu und weg bin ich.

Als ich wieder zu mir komme, ist schon alles vorbei! Also diesmal hab ich überhaupt nix mitbekommen!

Aber ich hab auch nur Matsch im Hirn!

Wie sind eigentlich meine Beine von den Halterungen runtergekommen?

Hat das jemand gemacht? Oder war ich das selbst?

Die haben mich diesmal völlig weggebeamt!

Ich kann kaum die Augen aufhalten!

Guten Morgen!

Morgen!

Ich bringe dich zu deinem Mann...

Die Kleine hilft mir auf, ich bin total müde, matschig und kann mich kaum auf den Beinen halten, diesmal brauch ich den Rollstuhl wirklich!

Boah, keine Ahnung, was die mir diesmal reingejagt haben.

Irgendwie schafft sie mich aufs Zimmer und ich sehe kurz M., komme auch irgendwie ohne Zwischenfälle ins Bett und bin schon wieder weg…

Wieviel Uhr istn?

13:45Uhr

Oh, das hat diesmal viel länger gedauert!

Nee, hats net!

Und weg bin ich wieder…

Ist das OK, wenn ich kurz Einkaufen geh…

Ja geh…

In Gedanken: Ich kann dich hier eh net brauchen und krieg nix mit…

Die Wasserflasche steht aufm Bett.

OK.

Und wieder bin ich weg….

Die Kleine bringt meine neue kleine Hausapotheke…

Schnarch…

Dann kommt schon der Arzt:

Toll! Ich bin noch gar net bei mir, wie soll ich das denn jetzt hinkriegen und mir alles merken? M. ist ja auch net da…

Wie geht's?

Sehr müde! Und es könnt mir jemand den Zugang weg machen...

Ja, das machen wir! Ich schicke gleich jemand!

Er hat keine Zeit zu warten, ich soll heute Abend nach 18.00 Uhr anrufen.

OK.

Das Östrogen war sehr niedrig! Ich weiß nicht warum

Leider konnte man viel weniger Eier entnehmen als erwartet: Es waren 10 Follikel auf den Eierstöcken, davon waren aber wieder 4 leer.
Ich habs lange versucht, aber es war leider nichts drin. Ich hatte mehr erwartet.
Ich hoffe, dass die Befruchtungsquote diesmal höher ist!
Die war beim letzten Mal schon sehr niedrig...

Toll! Doch wieder nix mit sieht alles gut aus!

Jetzt ist sogar schon der Arzt enttäuscht!

Tja, jetzt bin ich auch wach...

Und setz mich mal auf...mhhmm vielleicht doch net so ne gute Idee....Schwindel, Schwindel

Ich glaub, ich bin jetzt wach, wir können den Rest auch besprechen.

Mhhmmm…ja….

Oder solln wirs doch heute Abend machen? Ist das entspannter?

Ja, so machen wirs, ich muss weiter, und ich schick jemand wegen dem Zugang…

OK! Schönen Tag! Entspannen Sie sich und nicht zu sehr beeilen…

Und tschüss! Weg bin ich wieder.

M. kommt:

Der Arzt war da.

Ich hab ihn noch kurz gesehen.

Was hat er gesagt?

Wir sollen so lange bleiben, wie wir wollen und du musst…

Ok! Ich soll heute Abend anrufen…

Ja, ich weiß!

Die Schwester kommt zum Zugang weg machen…

Ich kann noch nicht einmal meinen Arm alleine hochhalten…

Was ist da heute nur mit mir los? Das letzte Mal ging es mir so gut!

Wenn irgendwas ist, rufst du mich einfach mit dem roten Punkt da hinten! Oder dein Mann soll drauf drücken! Dann komm ich!

Ansonsten einfach liegen bleiben, schlafen, ausruhen, solange du willst!

OK.

Man sieht mir wohl sogar an, dass ich net topfit bin...

Wieviel Uhr istn?

14:45Uhr

Schon?

Kam mir nur wie paar Minuten vor...

Ich setzt mich mal auf und fang an, was zu trinken. Durst hab ich zwar irgendwie nicht, aber da muss ja Flüssigkeit fehlen...

Ich bin immer noch völlig matschig im Hirn und müde und schwindelig. Ich pumpe mal die ganze Flasche ab.

Soll ich dich Heim fahren?

Ich gehe jetzt erstmal aufs Klo! Wenn ich da net alleine hinkomm, fahr ich nirgends hin!

Ist ja in Ordnung! Soll ich jemand rufen?

Nein!

Füße ausm Bett, aufsetzen. Mal abwarten...

Ahh...ich hab ja immer noch das Leibchen an, das mehr freigibt, wie verdeckt...

Wo sind n meine Klamotten?

Da aufm Stuhl unter meiner Jacke!

Ahhh...

Hat sie also doch mitgebracht, hab ich überhaupt nicht mitbekommen...

Aufstehen, vorsichtig.

Mal testen, ob das klappen kann...

Barfuß ins Bad? Oder erst Schuhe anziehen?

Schuhe... Nee ohne, muss ja noch die restlichen Klamotten anziehen, dann müssen die wieder aus...

Langsam zum Bad...aufs Klo setzen...uhiuhiuhiuhi, da dreht sich was....aber es klappt doch alles...muss wohl voll auf den Kreislauf gegangen sein...

So jetzt langsam in meinem OP-Hemd Richtung Klamotten...

Geht's dir gut?

Geht so...

Solln wir net noch da bleiben?

Nee, ich brauch jetzt n Kaffee!

Für den Kreislauf...

Und außerdem ist mir kalt!

Ja, du hast auch nix an!

Ja, was soll ich n machen?

Is ja gut...

Also los geht's: Anziehen, langsam runter gehen, natürlich die Treppen, für den Kreislauf, aber keinen Abflug machen...

Hast du bezahlt?

Nee!

Machst du das dann?

Ja...

Ich guck mal, ob ich meine Jacke anziehen kann...

Wir kommen dann tatsächlich irgendwann zu Hause an.

Langsam Kaffee, und n paar Weihnachtsplätzchen...

Besser!

M. geht noch ins Fitnessstudio. Zum Glück! Den kann ich grad net gebrauchen.

Ich google - mal wieder- Östrogen und finde nix Gescheites – mal wieder.

Aber das reicht, um wieder eine Krise heraufzubeschwören.

Auf Deutsch gesagt: Nicht in der Lage grade zu sitzen, aber für n Hirngespinst und um die Menschen rundherum kirre zu machen reicht die Kraft noch!

Um 18.30 Uhr, nachdem wir die vorbereitete Gemüselasagne in den Ofen geschoben haben – leichtes Essen und vegetarisch - basisch - rufen wir dann beim Dok an:

Also Termin ist am Montag um 18.30 Uhr.

Na, wie wärs mit: Wie geht's? Ich hab mir extra noch meine Vokabeln aufgeschrieben: Kreislaufprobleme, Östrogen, usw.!

Aber? Hä? Termin? Ah Embryotransfer, stimmt!

Über den Tag hinweg sollten dann 2 L Flüssigkeit getrunken werden und bitte mit ziemlich gefüllter Blase kommen!

Am besten sollte jetzt jeden Tag so viel getrunken werden!

Das Labor meldet sich morgen im Laufe des Mittags, um mitzuteilen, wie viele befruchtet wurden.

Heute nichts mehr machen! Füße hoch legen, fernsehen, etwas Leichtes essen!

Jawohl!

Es folgen Erklärungen, ab wann und wie ich die Medikamente einnehmen muss.

Jetzt nochmal zum Östrogen! Das war zu niedrig?

Nee, es war nicht zu niedrig! Es war immer noch über 3000! Aber bei der Anzahl an Follikeln hatte ich eine höhere Dosierung erwartet…

Muss man das weiter beobachten? Oder kontrollieren? Muss ich irgendwas tun?

Nein…!

Also, doch nix Schlimmes! Aber scheinbar doch so auffällig, dass der Arzt stutzig wird und meint, was sagen zu müssen...

Egal jetzt eigentlich...

Beim Studieren und Beschriften von den Medikamenten, wird mir auch klar warum: Da ist schon Östrogen dabei...!

Es kommt nochmal ne SMS, dass ich am Montag mit gut gefüllter Blase antreten soll...

Allahopp! Das schaff ich...

Mann! Wieder nix! So wenig Eier! Von wegen das sieht alles gut aus! Nur 6 Stück das ist grad mal eins mehr, als beim letzten Mal! Sogar der Arzt war enttäuscht! Das reicht wieder net zum Einfrieren... Mein Körper kriegt das noch net mal hin, wenn er von außen alles kriegt, was er braucht! Und noch net mal diese scheiß Narkose hab ich dieses Mal vertragen! Ich häng drin wie n Schluck Wasser in der Kurve! Und was ist mit dem Östrogen! Da muss ja auch wieder was net stimmen. Wenn er schon extra was sagt, und ihm das auffällt...

> Das weißt du doch gar net! Wart doch mal ab! Vielleicht werden alle befruchtet... Und das mit der Narkose wird tagesformabhängig sein...wie alles andere auch!

> Du weißt selber, dass das wohl eher net passiert!

> Du kannst jetzt nix ändern!!! Warts doch einfach mal ab!

Und wieder geht die Leier los - von vorne: Östrogen! Alles scheiße! Narkose! Nur 6 Stück!

Und M. darf es wieder ausbaden:

> Von wegen das sieht alles gut aus....

Seh doch net alles negativ!

Ich seh net alles negativ! Das ist Tatsache!

Ja, aber du kannst das net ändern jetzt! Warts ab!

Ist doch alles Scheiße!

Ja, das wissen wir ja, dass das bei uns net super gut ist alles! Besser geht's wohl net!

Aber wenn er das schon sagt! Da war doch bestimmt wieder was…

Jetzt wart doch einfach mal ab….

Das ist ein schmaler Grad zwischen dran Glauben und sich net zu viel Hoffung machen.

Ich weiß!

Nach noch einer ziemlich langen Zeit gebe ich erschöpft auf und hieve meinen belasteten Körper ins Bett…

Vor lauter Verzweiflung führe ich dann im Bett liegend, mit den Händen aufm Bauch, noch ein Gespräch mit meinen Babys. Oder ein Selbstgespräch! Oder ein Stoßgebet! Einen Hilferuf?!

Nenn es wie du willst…

Babies, Krümels, wenn ihr irgendwo da draußen seid und mich hört: Es wäre jetzt Zeit ein kurzes Zeichen zu schicken…Ich bin hier und warte auf euch! Es ist alles vorbereitet! Und ich verspreche alles mir Mögliche zu tun, um es euch so schön wie möglich zu machen!

Aber damit nicht genug: Ich schlafe recht schnell ein. Aber nicht einfach so. Immer noch die Hände aufm Bauch und im Geiste immer noch vor mich hinleiernd – wie ein Mantra oder so:

6 von 6! 6 von 6! 6 von 6!, 6 von 6! 6 von 6! 6 von 6! 6 von 6! 6 von 6! 6 von….

Am nächsten Morgen wache ich nach 14 Stunden (!) tiefen und erholsamen Schlafs auf. Ich lass die Augen noch n bissl zu und spür mal, was da so los ist in mir…M. ist eh schon aufgestanden.

Ja, da ist was passiert…aber das ist ok…und was macht der Kreislauf? Ja…auch ok…

Wieder nur 6 Eier..6 von 6! 6 von 6!…

Ich stehe dann auf und wackel die Treppe hinunter zum Frühstück…

Wann haben die das letzte Mal angerufen?

Früher Nachmittag glaub ich…

Ja?

Ja. Der Arzt hat gemeint, die melden sich so mittags…

Ah… dann dauerts wohl noch…

Ja, ich denk schon…die hatten ja auch mehrere Punktionen am Freitag, da kanns sein, dass es auch länger dauert…

Stimmt.

Früher als erwartet kommt dann eine SMS: Wir haben 6 von 6 Oozysten!

Das ist das Dreifache vom letzten Versuch!

Tatsächlich 6 von 6! WAHNSINN…!!!

Was heißt das denn jetzt? Oozysten? Sind die jetzt alle befruchtet oder keins?

Wenns keins wäre, hätten die das doch anders geschrieben, oder?

Sicher?

Ja, schon! Oder? Jetzt fang heut net du an, alles negativ zu sehen!

Was sind denn überhaupt Oozysten?

Befruchtete Eizellen…glaub ich…

Google wird nochmal benutzt: Ja, befruchtete Eizellen…

Werden die jetzt eingesetzt?

Nee, nee, die müssen sich jetzt erst noch anfangen zu teilen und zu Embryos entwickeln!

Ich kapiers net!

Nee, tut er net!

Was machen wir denn jetzt, wenn sich alle entwickeln?

Einfrieren?!

Ja, gut!

Geht das dann noch?

Ja, ich denk schon…

Und nochmal wird das World-Wide-Web zu Rate gezogen.

Mhhmmmm… Also in Deutschland darf man Embryos nicht einfrieren und nicht vernichten. Das ist das Embryonen-Schutz-Gesetzt….

Ja, aber was frieren die denn dann ein?

Warte….ahh…diese Oozysten, die befruchtete Eizelle also…

Ja, geht das dann überhaupt mit den Embryos?

Ja, technisch schon!

Ja, wenn das net geht, die können mir doch keine 6 (!) Embryonen einsetzen!

Weiß net... ruf doch einfach den Arzt mal an...

Das ändert ja auch nix, der weiß wahrscheinlich noch gar nix...

Außerdem, was machen wir denn, wenn er sagt alle einsetzen, dann machen wir das doch auch, oder?

Ja! Schon! Das ist ja der Spezialist...

Es werden sich ja wohl auch net alle einnisten...

Wir hoffen jetzt einfach mal, dass sich alle gut entwickeln und dann sehen wir weiter...

Heute Abend geht das mit dem weißen Geschmiers in der Unterbux wieder los... Also auf die Progesteronpilllen, die man einführen muss, würde ich gerne verzichten! Das Zeug bleibt nie da, wo es hin soll! Das hängt überall: Am Finger und in der Unterhose! Und brennt beim Pimpern am besten Stück des Herrn Gemahls! Ob das überhaupt noch was bringt... Naja, wird schon richtig sein! Aber da könnte sich schon mal jemand was Besseres überlegen! Echt jetzt! So ein Langzeitdepot z. B., das direkt bei der Punktion in die Gebärmutterschleimhaut gepackt wird und da ganz einfach täglich das nötige Portiönchen abgibt und sich dadurch mit der Zeit selbstauflöst! Alles ganz einfach!

Das macht nämlich definitiv keinen Spaß!

Und ich behalte meine nächtlichen Gespräche bei: 6 von 6! 6 von 6! 6 von 6! 6 von....

6 von 6! Ich kanns immer noch nicht glauben! Das geht auch noch den ganzen Tag so!

Wir machen mal noch nen schönen Schneespaziergang zum Weihnachtsmarkt.

Schön, mit dem Schnee und den vielen Lichtern…!

Leider gibt's keine Bratwurst und keinen gescheiten Glühwein!

Das muss ich unbedingt noch nachholen! Das fehlt mir!

Wir kommen dann auch wieder zu Hause an. Ohne Unglück.

Aber ich schaff es grad noch so die Tür rein, pfeffer meine Jacke auf den Boden – zum Aufhängen ist keine Zeit, Mütze und Schal lass ich an und ich bin froh, dass ich den Klodeckel noch rechtzeitig hoch geklappt und die Hose – Jeans und Unterhose zusammen – runtergezogen bekomme.

Das war knapp!

Ich muss dauernd pinkeln! Das nervt! Hoffentlich haben die da unten nix kaputt gemacht! Wie soll ich das mit der vollen Blase morgen nur hinkriegen?

Beim letzten Mal gings ja auch irgendwie…. Wir werden sehen…!

Sonntags erreicht uns dann eine Whatsapp-Gruppen-Einladung von C wegen einem Babygeschenk für N und C.

Von der Nicht-Grillerin, weil Schlafmangel…

Mein Gott, spielt die sich wieder auf. Die hat als einzige ein Kind – naja, jetzt sind sie zu zweit, OK – und meint, dass sie alleine das geregelt kriegt. Danke ich verzichte.

Erschwerend kommt hinzu, dass der frischgebackene Papa auch nur abgesegnete Geschenke oder Gutscheine möchte, weil wir alle anderen nur Scheiß und Müll kaufen. Vielen Dank auch!

Reg' dich net so auf! Das ist es doch nicht wert.

Ich muss dazu sagen, dass ich mich immer zurückhalte, man weiß nie, wie man selbst wird, aber irgendwann ist es gut. Und die Wahrheit darf man sagen:

Jetzt kriegt die C. einmal ihren Arsch hoch und jetzt müssen wir alle danach tanzen und uns belehren lassen und auch noch von oben herab anschauen lassen. Da spiele ich nicht mit. Und der N mit seinem Je-ne-sais-quoi-Geschmack. Der hat sie ja wohl nicht mehr alle. Denkt der im Ernst, weil ich für ein Mädchen keinen kackbraunen Strampler mit irgendeinem scheiß Spruch drauf kaufen würde, dass er mir die Welt erklären muss? Der hat gar keinen Geschmack! Und will mir erzählen, dass das alles Scheiße ist, was ich aussuche? Sag nichts! Ich bin nicht bösartig! Ich bin ehrlich! Außerdem sieht es und hört es noch nicht einmal jemand hier. Wir sind tausendsiebenhundert Kilometer weit weg. Und selbst wenn, das würde denen mal gut tun! Und außerdem: Wenn ich s mit dem Irren und der blöden Kuh hab, kann ich dich net dumm anmachen…Wenn ich ein Buch schreibe, kommt das da alles rein!

Wie wahr. Und so ein Wutausbruch wirkt Wunder. Es hilft die Wahrheit auszusprechen.

So, 03.12. Mir fällt ein, dass ich seit Donnerstag nimmer aufm Klo war…

Ich sollte mal wieder so n Fenchel-Anis-Kümmel-Tee trinken und mitm Bauch auf den Tennisbällen rumrollen…

Jetzt ist aber erstmal Zeit für Zärtlichkeit…

Morgen ist ja nix und wer weiß, wie lange das überhaupt noch geht…

Meine Verdauungsprobleme haben sich nach dem Frühstück auch erledigt…

Und auch sonst keine Beschwerden, klar immer noch n gespanntes, aufgedunsenes Gefühl im Bauch, aber keine Blutungen oder sonst größeres Unwohlsein. Kreislauf ist auch ziemlich stabil. Also kein Grund für Meckern…

6 von 6 ! Tatsächlich! 6 von 6! Wahnsinn!

04.12. Es kommt nochmal ne Info von der Klinik: Wir haben 6 von 6 Embryos und erwarten Sie morgen um 18.30 Uhr.

Echt jetzt? Ist ja unglaublich!

Aber werden die jetzt wirklich alle eingesetzt? Wenn die sich alle einnisten…das geht net! Die haben da doch gar keinen Platz…ich krieg Übergewicht nach vorne….

Das müssen wir unbedingt mitm Arzt besprechen! Gut, dass M. mitgeht!

05.12. Tag des Embryotransfers.

Ich hab so einigermaßen geschlafen.

Nach meinem Kaffee und ner kleinen Gymnastikeinheit setze ich mich an den Laptop.

Post, Angebote, Weihnachtsgeschenke, dass das kein Stress wird, und natürlich endlich mal wieder das Protokoll aktualisieren und die letzte Rechnung dazu addieren…

Auf viel mehr hab ich keine Lust…

Irgendwann fällt mir ein, dass ich ja noch nen Spaziergang machen wollte, um Zweige für ein Weihnachtsgesteck zu sammeln, meine restliche Gymnastik noch fehlt, ich zum Abschluss noch ne Runde Trampolin hüpfen wollte und eigentlich auch nicht auf den letzten Drücker duschen sollte, damit ich net vielleicht mit noch nassen Haaren aufm Weg zur Klinik in der Kälte rum stampfe…

Ich sollte einen Plan machen. Mach ich auch.

Ich schütte den Rest Tee in meiner Tasse runter, zieh meine Schuhe an.

Das Wetter ist net ganz so einladend heute, aber was solls, sonst ist es irgendwann echt zu spät für Weihnachtsdeko.

Aber vorher: Schnell nochmal Pipi…

So, jetzt kann es dann wirklich losgehen.

Keine Ahnung, ob das mit der vollen Blase heute Abend klappt, ich bin immer noch alle halbe Stunde am Rennen.

Der Weihnachtsdeko steht jetzt nichts mehr im Weg. Und so ein kleiner Spaziergang tut ja doch immer gut.

Ich war sogar über eine Stunde unterwegs ohne zwischendurch in die Büsche zu müssen.

Vielleicht klappts doch heute Abend…

Weiter geht's mit Gymnastik, Hüpfen und ner schönen heißen ausgiebigen Dusche – natürlich wieder ohne viel Schischi.

So ne Dusche wirkt Wunder. Man fühlt sich dann so sauber. Endlich mal wieder! Oder trotz weißem Schleim in der Unterbux und dem Gefühl, dass man undicht ist.

Irgendwie hab ich dann doch n schlechtes Gewissen und setzt mich wieder an den Laptop. Diesmal um was zu arbeiten. Die Motivation hält nicht lange, ich hab da heute keinen richtigen Kopf für.

Zum Glück kommt M. da auch schon die Tür rein. Merklich nervös. Das ist auch für gestandene Männer n heißes Eisen! Merk ich immer wieder….

18.30 Uhr

Ja!

Wir fahrn dann so 10 nach los.

Ok.

Und? Klappt das mitm Pinkeln?

Ich mach einen pikierten Blick, spitze die Lippen und rümpfe die Nase, während ich mich von ihm wegdrehe.

Weiß net…

Komm wir machen uns fertig!

Ja, gut, ich komm…

Was musst du noch alles machen?

Umziehen, Deo…und nochmal aufs Klo…

Jetzt?

Ja, das geht net anders sonst gibt's n Unglück bis wir dort sind!

Is ja gut…!

Ich stürze die Treppe hoch direkt in Richtung Pipibox und brüll aufm Weg noch schnell:

Pack ne Flasche Wasser ein!

Was?

Ne Flasche Wasser!

…..

Auf geht's!

Wie immer müssen wir nicht lange warten, bis die Kleine kommt:

Kanns losgehen?

Ja, natürlich!

Kommt ihr beide mit?

Ich geh nur mit, wenns was zu reden gibt!

Ohja, es gibt viel zu besprechen!

Seh ich da etwa ein hoffnungsvolles Gesicht?

Heut mit dem Aufzug?

Ja, ich will dir so viel wie möglich von der Klinik zeigen!

Hihi… ok…

Durch die Katakomben Richtung OP…

M. kriegt schon n Schweißausbruch und schwitzige Hände, ich seh genau, wie sein Hirn arbeitet.

Kann ich da noch mit?

Ja, klar!

Wieder die Erklärungen: Toilette, Schrank für Klamotten und bitte die blaue Kluft anziehen, obenrum kann ich meine Sachen anbehalten.

M. ist schon fast aufm Rückzug.

Da sehe ich den Dok – schon in voller Montur

Oh...scheinbar legen wir gleich los?

Ein bissl Durcheinander und schwups sind alle da: Dok, Schwester und Labor.

Also: Wir haben sechs von sechs Embryos. Davon haben sich drei sehr sehr gut entwickelt, zwei gut und einer nicht so gut.

Wow, wenn ichs richtig sehe – ich hab mich charmant zur Labormitarbeiterin hingedreht und spicke auf ihr Paper, haben sich die drei sehr sehr guten Embryos acht (!) mal geteilt. Acht Mal!!

Die Stimmung ist hier heute auch so anders als beim letzten Mal. Fröhlich, gelöst und beschwingt.

Ja, ist denn schon Weihnachten...?

Es kommt mir vor, wie wenn gleich der Weihnachtsmann und das Christkind und – wer hätte den hier heute erwartet – auch der Osterhase mit ihren Geschenken vorbei kommen und wir heute alle doppelt so viele wunderschön verpackte Päckchen bekommen wie sonst, weil wir alle so brav waren und unseren Job so super erledigt haben.

Das ist ansteckend! Ehrlich!

Und kann man die jetzt einfrieren?

Könnte man, aber wir würden heute zwei von den ganz starken einsetzen und beim Dritten beobachten, wie er sich weiterentwickelt und dann am Mittwoch einen Plastozystentransfer machen. Da ist dann die Option, dass er sich einnistet höher. Das nennt man Doppeltransfer.

Ahhh...ok...wieder was gelernt...

Und was ist mit den anderen? Kann man die auch weiter beobachten und wachsen lassen?

Ja, natürlich! ...Nur bei dem einen, sind die Chancen eher gering, dass er das Blastozystenstadium erreicht.

Ahja, verstehe.

Warum haben wir das nicht mit allen gemacht?

Weil nur ein kleiner Teil das Blastozystenstadium erreicht!

Jetzt hab' ichs auch kapiert.

Wissentliches Nicken.

Und was ist, wenn sich wider Erwarten alle 4 zu Blastozysten entwickeln? Kann man die dann noch einfrieren für einen anderen Versuch?

Ja, natürlich, für später!

Ich verstehe! Also wieder mal viele Sorgen um nichts gemacht!

Gut! Sehr gut!

Dann fangen wir an!?

Ja!

Ah, ich geh dann...

Du kannst hier im Nebenraum warten!

Mhhhmmm... neeee ...ich geh in den Supermarkt...noch schnell was einkaufen...

OK.

Er windet sich wie eine Schlange! Wie Kaa im Dschungelbuch durch die Bäume und Äste – nur ohne Hypnose-Augen, dafür mit einem Kübel voll Unbehagen.

Bis später!

Bis später!

Ich stell meine Flasche, an der ich die ganze Zeit genippt habe, ab, meine Tasche daneben und schlüpf in mein blaues Gewand.

Noch kann ichs halten, aber wir sollten langsam anfangen...

Rauf auf den Stuhl u los geht die wilde Fahrt!

Natürlich nehme ich noch die Chance wahr auf meinen blauen Fleck am Knie vom Freitag hinzuweisen. Lustig natürlich, ein blauer Fleck, hat ja auch nur n guten Zentimeter Durchmesser, ist ja kein Beinbruch – oder Endometriose. Halb so wild.

Ist deine Blase voll?

Ich hoffe es...

Super, gleich die Gretchenfrage am Anfang.

Das Türchen zum Labor geht auf, die Kleine macht den Ultraschall bereit, er werkelt los:

Ich mach hier nur ein bisschen sauber. Entspann dich!

Das hört sich seltsam an!

Jetzt aber mal wirklich: Da sagt dir ein Mann, er macht nur sauber! IN DIR DRIN!

Was erwartet er denn für ne Antwort?

Das mit dem Entspannen versuch ich trotzdem mal.

Deine Blase ist aber nicht voll!

Auch noch vorwurfsvoll oder was?

Tut mir leid, aber ich dachte, das wäre sie!

Nein, die ist nur halber voll!

Ohhh...für mich ist es im Moment schwer, das zu spüren und zu kontrollieren, seit Freitag renn ich alle 30 Minuten...

...Stille...

Ja...aber das ist normal: Durch die Punktion ist das Gewebe gereizt und geschwollen und drückt auf die Blase. Aber am Mittwoch muss die voller sein!

Ist ja gut! Ich tu mein Bestes, aber ich wollt auch nicht die Gefahr eingehen, dass es aufm Stuhl hier n Unglück gibt, ich bin eh der Meinung, dass ich schon wieder müsste...Hoffentlich geht das jetzt nicht in die Hose...Oh, Gott! Die ist ja im Moment noch nicht mal da! Wie peinlich wäre das denn? Das würde dann ja direkt in sein....

Fußball, Fußball, Blumen, Pflanzen...

Das bauen wir hier nicht weiter aus!

OK!

Werkel, werkel, werkel...Ultraschall...und dann ganz schön auf der Blase rumgedrückt...

Ich guck mich bissl um, an die Decke, ich seh ja net, was der macht, ich spüre nur bissl was, wie das halt so ist, seh die Kleine an...

Wie abgesprochen lacht sie herzlich unter ihrem Mundschutz, mit den Augen, mit dem ganzen Gesicht, hält weiter das Ultraschallgerät und schenkt mir mit der freien Hand einen Daumen-nach-oben! Super Timing. Das hab ich gebraucht!

Zwei Embryos.

Klingts ausm Labor.

Nochmal genau kontrolliert, wo die Zellhäufchen hinsollen und da sind sie auch schon frei.

Gerätschaften raus, Beine runter.

So jetzt noch ganz ruhig liegen bleiben, entspannen und mit da oben reden!

Sagt der Dok mit einem Lachen und nem schnellen Blick nach eben da oben.

Freitagnacht hab ich schon mit den Babys erzählt!

Da grinst er stumm vor sich hin.

Der denkt sich jetzt auch seinen Teil. Super!

Aber ganz ehrlich: Scheiß drauf!

Meine Selbstbeherrschung und Selbstachtung hab ich am Anfang an der Tür abgegeben. Das kann man auch ruhig machen.

Das ändert trotzdem nichts daran, dass ich mich in letzter Zeit schon öfters selbst für verrückt erklärt habe.

Bei meinen kleinen Eskaparden steh ich öfters mal hilflos neben mir, seh mir selbst zu und kann nicht glauben, was ich sehe.

Eine Furie, die die wildesten Theorien runterreißt und diese mit einem Eifer und Emotionen vertritt, die ich bisher selten gesehen habe – in Situationen und mit Grundsätzen, die ich selbst nicht vertrete. Das ist lächerlich!

Aber das Tüpfelchen auf dem I ist ja: Man muss das dann ja auch bis zum bitteren Ende durchziehen , um sein Gesicht zu waren.

Nee! DAS BIN NICHT ICH! Das sind die Hormone.

Es wird langsam echt Zeit, dass das wieder aufhört.

Ist ja nicht auszuhalten...

Ich bekomme noch eine warme Decke und werde mit mir, meinen Gedanken und meiner scheißvollen Blase alleingelassen.

Also mit Entspannen ist da net viel.

Ich bin froh, als die zehn Minuten rum sind.

Du kannst jetzt aufstehen, dich anziehen und zur Toilette gehen!

Oh Gott! Ja!

Sie hilft mir noch auf und sieht wahrscheinlich auch meinen fliegenden blauen Kittel bei meinem Sprint zum stillen Örtchen.

Oh wow, ist das schön! Enspannend…

Ich zieh mich an. Sie bringt mich hoch.

Wir sehen uns dann am Mittwoch.

Zustimmendes Kopfnicken von uns beiden. M. haben wir zwischendurch auch eingesammelt.

Zwei Tage bis zum nächsten Großereignis! Find ich irgendwie gut! Das ist besser als zwei geschlagene Wochen auf den Bluttest warten zu müssen. Es passiert etwas. Man kann etwas tun. Etwas dazu beitragen. Zwischen Balstozystentransfer liegen dann die Weihnachtsfeier von M.s Büro – jedes Jahr ein Ereignis – und sein Geburtstag und die Heimreise nach good old Germany. Außerdem muss ich vor Abflug noch Kartons packen mit dem Zeug für meinen Umzug. Die Pflicht ruft wieder zum 02.01.

Und?

Ja! Gut!

Ja? Aber…?

Er kneift die Augen ein bissl zu, schaut mich an und und wackelt mit dem Kinn. Er kennt mich halt doch ganz schön gut.

Meine Blase war net voll…

Ich habs doch gesagt! Du hättest net nochmal aufs Klo gehen sollen!

Das hätte nicht funktioniert!

Ist ja gut…

Ich glaub aber net, dass des was macht….ich glaub, da geht's nur drum, dass für ihn so einfach wie möglich zu machen, den richtigen Platz zu finden…

Ja, das glaub ich auch…

Außerdem hat er gesagt, dass das mit dem Müssen müssen normal ist.

Also!

Das ist dann bestimmt das gleiche Prinzip: Die gefüllte Blase drückt auf die Gebärmutter und er kann besser sehen.

Ja, wahrscheinlich.

Aber, dass das jetzt für die Chancen n Unterschied macht glaub ich net…

Neee….

Ich hab beim Einkaufen alles bekommen!

Ja?

Ja!

Hast du auch das Leergut abgegeben?

Ja!

Und den alten Leergut-Bon eingelöst?

Ja!

Gut!

Kann der die zwei von heute dann noch sehen am Mittwoch?

Ja, ich denk schon. Wo sollen sie denn hin?

Weiß net...

Darf man das in Deutschland net mit den Blastozysten?

Nee, ich glaub net...

Und das Einfrieren dann auch net?

Nee, bestimmt net...

Ist aber ne interessante These. Kann man da am Mittwoch vielleicht schon erkennen, ob sich die zwei von heute eingenistet haben? Ist das blöd, das zu fragen?

Zuhause angekommen schieben wir die Reste von der Gemüselasagne in den Ofen.

Außerdem mach ich mich mal schlau darüber, was genau eigentlich ein Blastozyste ist.

Nach einigen Aufsätzen und Werbeseiten von Kinderwunschpraxen und –kliniken hab ich so ne grobe Ahnung, um was es geht!

Also die Blastozyste ist der Embryo, nachdem er die Eihülle abgestoßen hat.

Ganz lapidar ausgedrückt.

Und um so weit zu kommen, braucht das befruchtete Ei so ungefähr fünf bis sechs Tage.

Das wäre auch der natürlichere Zeitpunkt für einen Transfer, weil das befruchtet Ei normalerweise auch so circa fünf Tage für seine Reise durch die Eileiter in die Gebärmutter bräuchte…

Jaaaaa…warum net!

Und scheinbar, darf man wohl auch in Deutschland Blastozysten-Embryonen einsetzten. Aber nicht einfrieren.

Die „Vorratshaltung" ist nach dem Embryonen-Schutz-Gesetz wohl das Problem.

Und eben, dass sich nicht alle befruchteten Eizellen bis zur Blastozyste entwickeln.

Doppeltransfer hab ich zwar nirgends gefunden, aber das stört mich grad gar net.

Ich kann den „Sinn" hinter dem Vorgehen verstehen: Die Möglichkeiten, die wir haben, möglichst effizient nutzen, ohne Gefahr zu laufen, alles zu versauen!

Auf Deutsch gesagt: Erstmal zwei Scheißerchen einsetzen, bevor sie sichs anders überlegen! Und dann noch das Maximum rausholen.

Nach einem guten Essen gehe ich eine Symbiose mit der Couch und der Fernbedienung ein, mit dem Ziel, mich den Rest des Tages kaum noch zu bewegen. Höchstens zum Küchenschrank für n Snack.

Auch diesen Abend behalte ich mein Bettgeflüster natürlich bei. Never change a running system.

Hände auf den Bauch.

Hallo Babys! Da seid ihr ja! Herzlich Willkommen in meiner Welt! Das habt ihr richtig gut hingekriegt! Schön, dass ihr da seid! Es ist alles für euch vorbereitet! Macht es euch gemütlich! Und wenn ich etwas für euch tun kann, gebt mir einfach ein Zeichen.

Bei meinem Körper muss ich mich auch noch bedanken:

Gut gemacht! Sehr gut gemacht! Dafür, dass du ständig noch mein Genörgel und Gemötze ertragen hast: Supergut gemacht! Vielen Dank!

Ich bin der Meinung, dass kann man ruhig mal sagen. Das ist schließlich kein Klacks für einen Körper. Und wenn man es ausspricht und denkt, wird es einem erst richtig bewusst.

Was man selbst, der Körper, der Geist, die Beziehung schon bis zu diesem Zeitpunkt geleistet hat.

Irgendwie fühle ich mich in dem Moment seit langem wieder richtig wohl und ruhig. Zuversichtlich. Hoffnungsvoll.

Die gute Stimmung in der Klinik hat mich wohl angesteckt. Gib mir mehr davon!

Das fühlt sich echt gut an! Warm. Schwer. Schläfrig. Und selbst wenn sich dunkle Gedanken bis in mein Bewusstsein durchkämpfen, ist mir das ziemlich egal, weil immer noch diese Zuversicht da ist. Und dann in Bruchteilen von Sekunden noch stärker und wärmer wird.

Ein starkes Gefühl von Zufriedenheit.

Und glücklich Sein.

Herrlich.

Ein neues Kredo habe ich natürlich auch:

Wachsen! Entwickeln! Einnisten!

Das passt für alle Krümel! Früher...oder für manche etwas später.

Ich kuschel mich in mein frisch bezogenes und herrlich duftendes Bett und schlafe so gut wie seit Wochen nicht mehr.

So, jetzt gilt es sich bis zum nächsten Transfer wieder zwei Tage zu vertreiben.

Ich mach keinen Aufstand und mach einfach so wie immer: Aufstehen, Gymnastik, Kaffee, Tee, ein bissl Arbeit und natürlich mein Skript aktualisieren. Dazu Frühstücksfernsehen, Füßehochlegen und Radio.

Wie hat meine Oma immer gesagt? Das ist mir ein Plaisier!

Ja, ist es! Also das mit dem Buch. Und so verbringe ich einen Großteil des Dienstags mit Aktualisieren, Korrigieren, Verbessern.

Moment! Was war das?

Ein Ziehen in den Eingeweiden.

Tut sich da etwa schon was?

Ich spür dem genauer nach.

Nee, nur falscher Alarm! Von der Lage des Ziehens würde ich anhand meiner in den letzten Monaten deutlich verbesserten anatomischen Kenntnisse des Innenlebens der Frau sagen, dass es die Eierstöcke waren.

Kann ich nachvollziehen. Wenn jemand an mir rumgefuhrwerkt hätte und mir das Liebste, was ich habe, meinen Augapfel sozusagen, gemopst hätte, wäre ich auch leicht verstimmt und not amused. Ich wäre wahrscheinlich sogar ganz schön zickig! Ergo: Seid so zickig, wie ihr wollt! Kein Thema! Wenn das alles ist...Überhaupt kein Problem für mich!

Alles andere läuft ja wie geschmiert!

Na, außer vielleicht das mit dem Riechen. So ne Behandlung bringt echt alles durcheinander. Man sagt ja, dass der Geruchssinn viiieeel besser wird, wenn man dann erstmal schwanger ist. Damit man nichts isst, was einem nicht gut tun würde.

Bei einer Hormonbehandlung fängt das schon ein bissl früher an.

Ich gebe zu, die Sportklamotten von M. haben schon immer ein ganz eigenes Aroma – aber nicht so, dass ich wieder rückwärts das Bad verlassend, zum Pullern freiwillig ins kalte, unbeheizte Gästeklo renne, natürlich nicht ohne vorher die Lüftung einzuschalten und das Fenster zu öffnen, und der Meinung bin, dass ich diesen Geruch niemals mehr wieder aus meiner Nase bekomme, wenn er die schweißgetränkten Lappen jetzt nicht sofort in die Waschmaschine stopft! Und zwar 100°C!

Allerdings rieche ich den Schweiß auch noch an den gewaschenen – ja auf 100 ° gekochten – Klamotten.

Um ehrlich zu sein, bin ich froh, dass ich meine Körperflüssigkeiten bis jetzt zuverlässig bei mir behalten konnte, wenn ich aus Versehen, sowas von aus Versehen, ich weiß ja wie ich zur Zeit auf Düfte – oder nennen wir es beim Namen: Gestank! – reagiere, ins Bad gegangen bin, wo der Herr Kinderwunsch gerade eine lange Sitzung auf seinem Thron beendet hat und der Rosenduft immer noch in der Luft hängt.

Beim Drüberschreiben bekomm ich schon wieder große Augen und Ekel und versuche alles zu mobilisieren, dass es auch dabei bleibt.

Keine Ahnung, was die dem im Büro zu essen geben. Rote Beete isst er ja net und von meinem Essen kanns net sein. Ich hab sowas nämlich nicht.

Oh, da wärn wir wieder beim Thema: Volle Blase für morgen! Ich sollt noch ein bissl trainieren, den Tag über hat sich dahingehend nämlich nichts geändert.

Also: Beckenboden 21,22, 23,24..., alle Öffnungen im Unterkörper schließen 21, 22, 23, 24...

Vielleicht bringts was. Zur Sicherheit leg ich jetzt dann direkt nochmal ne Pinkelpause ein.

Ich sollte mal stoppen, wie lange ichs halten kann, bis ich wieder rennen muss. Einmal mit was trinken zwischendurch und einmal ohne.

Wachsen! Entwickeln! Einnisten! Gilt natürlich immer noch. Und natürlich halte ich daran fest mir das so oft wie möglich vorzusagen. Das muss in Fleisch und Blut übergehen.

Wachsen! Entwickeln! Einnisten! Wachsen! Entwickeln! Einnisten! Wachsen...

Dazu gibt's jeden Abend ein paar Worte vorm Einschlafen für die Krümel. Und ein paar Streicheleinheiten.

Neuer Tag, neues Glück!

Man soll ja seine Gewohnheiten beibehalten: Kaffee, Gymnastik, Emails, Arbeit, Buch...heute bissl mehr Arbeit und ein bissl weniger Buch.

Beim Kaffeetrinken merk ich ein Ziehen. Diesmal im Rücken. So wie zwei Tage vor der Regelblutung. So leise, aber stetig, irgendwie tief drin, aber doch ganz nah. Unangenehm.

Und im vorderen Unterbauch auch. Also ich meine vom Nabel aus ein Stückchen weiter nach unten und innen. Eigentlich auch dort, wo man sich einmal im Monat den Bauch hält, um den Krämpfen Paroli zu bieten.

Na, das kann ja wirklich nicht sein.

Aber es ist noch früh am Morgen. Ich kann also auch noch nicht so lange, so schlecht gesessen haben, dass das schon die Retourkutsche ist.

Ich hab heute Morgen beim Gymnastikmachen schon so geschwitzt, dass ich mich bis aufs Unterhemd ausgezogen habe. Das ist auch neu für mich. Die Gymnastik vorm Kaffee ist schon reine Routine, die mach ich blind. Und schwitzen? Im Leben net! Vielleicht im Sommer vom Kaffee danach, ja...

Hormone, Verdauung, was weiß ich!

Oder ist das vielleicht schon....

Wachsen! Entwickeln! Einnisten! Wachsen! Entwickeln! Einnisten! Wachsen...

Außerdem mach ich heute wieder n Spaziergang und geh schön duschen. Früh genug, dass meine Haare ganz trocken sind und alles entspannt ist. Das hat am Montag gut funktioniert.

Das Wetter ist ja net so gut. Es liegt Schnee und es sind Plusgrade. Da schmilzt die weiße Pracht bestimmt schon wieder. Net, dass ich hinfalle. Das wäre bestimmt net so gut.

Ich stelle fest: Ich bin ein Weichei geworden!

Vor dem ganzen Prozedere hier, hätte ich mir keine Gedanken übers Wetter gemacht, sondern nur über die Klamotten, wäre in die Sportschuhe reingesprungen, hätte mein Programm absolviert und wäre auf direktem Weg unter die Dusche! Gut. Vielleicht noch n kleiner Abstecher in die Sauna oder ins Dampfbad.

Aber übers Wetter nachdenken? Niemals!

Jeder, der mich kennt, wird das bestätigen: Ich brauche meinen Sport! Der tut mir, meinem Körper, meiner Seele gut! Beim Sport verarbeite ich auch ganz viel! Nicht nur Niederschläge in der

Kinderwunschbehandlung. Auch blöde Arbeitstage, Streit oder sonst was, das mich beschäftigt. Ich schmiede dann auch Pläne, Lösungen. Hat man ja an den Laufschuhen beim ersten Versuch gesehen.

Ich kann sogar fallen, ohne was aus den Händen fliegen zu lassen. Smartphones usw. sind bei mir immer bestens aufgehoben. Gibt halt mal paar mehr, mal paar weniger blaue-lila-orange Flecke, aber was solls, die verschwinden auch wieder.

Ich brauche das. Für mich!

Das ging sogar soweit, dass ich M. „in meinem früheren Leben" Vorträge gehalten habe, dass ich, wenn ich dann schwanger bin, alles genau so weiter mache wie bisher: Ausdauer, Krafttraining, Rückengymnastik, Wandern, Tanzen, Gartenarbeit und was das tägliche Leben noch alles mit sich bringt.

Ich vertrete nämlich die Überzeugung: Wenn es der Mama gut geht, dann geht es auch dem Baby gut! Im Bauch oder schon draußen.

Ja, natürlich! Mit solchen Lebensweisheiten muss man in der Öffentlichkeit als unwissende Kinderlose vorsichtig umgehen. Weil man hat ja überhaupt gar keine Ahnung…

Gut gemeinte Ratschläge sollte man tunlichst vermeiden! Das ist ein ungeschriebenes Gesetz!

Aber man muss ja schließlich auch an die frische Luft und wer weiß, wanns wieder Schnee gibt. Raus mit dir!

Natürlich ist es rutschig! Naß! Glitschig!

Aber das Beste war der Jogger, der mir entgegengekommen ist! In kurzen Hosen natürlich.

Aber wirklich überzeugt von dem, was er da macht, war der auch nicht. Der ist da wie ne erschreckte Gemse von Wurzelstufe zu

Wurzelstufe gehüpft. Ja gehüpft. Mit Springen hatte das nichts zu tun. Aufgeschreckt halt. Der junge Mann war etwas unsicher auf den Beinen. Ich hab mir schon Fluchtwege gesucht, die ich nehmen kann, wenn er weiter mit dem Tunnelblick auf mich zurennt.

Bin dann nochmal davon gekommen.

Und ich habe mich ein paar Mal grad noch so auf den Beinen halten können. Und dann natürlich schon wieder überlegt, ob das jetzt ein Problem für die Krümel ist, wenn ich mit den Armen rudere und es nur noch mit einem unsanften Ruck schaffe, stehen zu bleiben.

Zwischendurch noch ein bissl Blasentraining und Dank meinem Winterparka, einer Mütze und einem Schal bin ich sogar etwas ins Schwitzen gekommen.

Gymnastik noch, dann duschen...du Weichei!

Geduscht, entspannt und ein Nickerchen später sitze ich hoch motiviert am Laptop. Da kommt M. schon die Tür rein. Vorbei die Entspannung!

Wir fahren so kurz nach sechs los. OK?

OK!

Soll ich nochmal aufs Klo gehen?

Ja, wenn, dann jetzt!

Ich weiß!

Ein Blitz Richtung Pipibox.

Ich esse noch einen Apfel, bis später bin ich verhungert.

Wir fahren dann so in fünf bis zehn Minuten, ja?

Ja, ok.

Mampf.

Musst du dich noch umziehen?

Jaaaahhhhaaaaa!

Ich mein ja nur, in der Jogginghose kannst du s vielleicht besser halten...

Und das aus dem Mund von meinem Mann, der mich normalerweise dumm ansieht, wenn ich samstags morgens im Jogging und mit Puschen anstatt top gestylt und frisch geduscht mit gewaschenen Haaren Brötchen hole.

Ich zieh noch Jeans an. Wer weiß, wie lange das noch geht.

Wir kommen trotzdem pünktlich los. Wieder mit Wasserflasche.

Fahr doch bissl langsamer, dass wir net so früh da sind. Dann kann sich noch bissl was füllen.

Trink doch noch was!

Mann, das wird nicht direkt vom Mund in die Blase durchgewunken!

Funkel, funkel! Wenn er jetzt noch was sagt, schlitz ich ihm mit meinem Fingernagel vom rechten Mittelfinger die Halsschlagader auf – und zwar in so nem eleganten Schwung, wie ihn weibliche asiatische Schwertkämpferinnen immer machen.

Wir bleiben jetzt noch zehn Minuten sitzen.

Ja, gut

...

So langsam könnten wir gehen, es wird kalt.

Nein, wir warten noch.

....

Pass auf beim Aussteigen, da ist es glatt.

…

Wir machens so wie beim letzten Mal, oder? Wenns was zu besprechen gibt, geh ich mit und dann geh ich einkaufen.

Ja, gut!

Ich kann den Schweißausbruch schon riechen.

Gutes Timing. Die Kleine bringt grade eine andere Patientin zurück. Die macht bestimmt gerade das Gleiche durch wie ich, ich hab die schon die letzten zweimal gesehen…

Gehen wir!

Ja, klar!

Gibt's was zu besprechen?

Nein!

Wieso? Das war mir jetzt zu schnell. Und zu kurz. Ich wackel ihr aber brav hinterher in den Aufzug.

Und wie geht's?

Ja, gut! Aber eigentlich würde ich jetzt schon wieder zur Toilette rennen.

Ja…

Ich weiß auch nicht, normalerweise habe ich damit kein Problem, aber ich tu mir im Moment so schwer mit dem Halten.

Das ist oft so…

Vorraum, Toilette, Schrank, blaue Kluft.

Da kommt auch schon die Laborantin.

Wir haben eine wunder-, wunderschöne Blastozyste, die wir heute einsetzen können!

Oh, schön! Toll!

Nur eine...?

Und was ist mit dem Rest? Haben die sich nicht entwickelt?

Doch...einer gar nicht und die anderen nicht so gut. Ich bin mir nicht sicher, ob die ein Einfrieren überleben würden.

Ah, ok...

Ist das ok?

Am liebsten hätte ich 4 wunderschöne Blastozysten gehabt, aber wenn es nicht so ist, dann ist es nicht so!

Jaaaa....stimmt.

Wieder nichts zum Einfrieren.

Aber wir setzen dann mal die eine wunderschöne Blastozyste ein.

Wie geht's?

Sehr gut!

Ist die Blase gefüllt!

Ich hoffe es!

Wie ich da diesmal auf dem Stuhl liege, fällt mir auf, dass sich das Oberteil vom Kopf vom Dok mit dem Häubchen und dem sichtbaren Teil der Stirn beim Arbeiten immer auf- und abbewegt. Wie eine Haifischflosse, die plötzlich aus dem Nichts heraus vor dem Surfer aus dem Meer ragt. Und wieder abtaucht... und wieder auftaucht...

Der Kopf geht beim Arbeiten auch immer mal hoch und runter...

Ja heute ist auf jeden Fall mehr drin!

Gut! Ich habe schließlich auch zwei Tage trainiert.

Ultraschall, Plätzchen suchen.

Blastozyste

Alles Gedöns wieder raus.

Du kommst dann am 16. zum Bluttest.

Das klappt nicht, ich flieg am 15. nach Deutschland zurück...

Wann kommst du wieder?

Das weiß ich noch nicht. Und auch nur zum Urlaub...

Dann gehst du in Deutschland zum Bluttest.

Ich brauch dann ja wahrscheinlich auch nochmal Medikamente...

Ja, die kann man nicht einfach so absetzen...
Du sagst mir Bescheid, wie der Bluttest ausgefallen ist und ich schick dir dann ne Mail, wegen den Medikamenten, die kann dir dann einfach ein deutscher Arzt verschreiben. Das meiste sind eh deutsche Medikamente, das ist kein Problem, die zu bekommen.

OK!

Na hoffentlich, sieht das der deutsche Kollege auch so.

Emmmhhh...noch ne Frage...vielleicht ne dumme Frage...

Ja...?

Konnte man die zwei vom Montag noch sehen....?

Nein!

Schreck!

Die sind so winzig klein, dass man die nur unterm Mikroskop sieht. Man sieht erst was so ab der fünften Woche.

Ahhh…ok…wie bei ner normalen Schwangerschaft halt auch…

Genau!

Das hatte ich völlig ausgeblendet.

Und wieder ruhig liegen bleiben.

Mit einer noch volleren Blase.

Fußball, Fußball, Blumen, Pflanzen, Knie zusammenkneifen, alles andere zusammenkneifen, alle Öffnungen schließen.

Nur noch zwei Minuten.

Zwei Minuten! Immer noch! Ich weiß nicht, ob ich das noch aushalte! Ich petze alles zusammen, was ich habe. Alles, was auch nur in der Nähe der Blase ist und etwas halten könnte.

Du kannst rennen!

Ich werde rennen!

Das war echt knapp! Aber auch das habe ich geschafft! Mal wieder!

Die Kleine verabschiedet sich. Ich wünsche ihr schon mal schöne Weihnachten und ein frohes neues Jahr. Wir werden uns dieses Jahr nicht wieder sehen.

Ich muss mal überlegen, ob ich dem ganzen Team ein Paket Lebkuchen schicke…

Und?

Jaaa…eine haben sie eingesetzt…die wäre wirklich sehr gut gewesen, wunderschön! Einer hats nicht geschafft und der Rest ist wohl zu schwach zum Einfrieren.

Also frieren sie nichts ein?

Nein.

Alla gut. Ist halt so.

Mhhm…ja…

Und sonst? Hat er was gesagt?

Nee, gar nix. Und zum Fliegen auch net…Ist alles OK.

Warte hier, ich fahr zurück, da ist es sauglatt.

Warum bist du denn jetzt so negativ? Ist doch immer noch eins mehr wie beim letzten Mal!?

Ja, ich weiß, weils halt wieder nix zum Einfrieren war. Ich weiß auch nicht, warum ich mich da so dran festkralle…Das wäre dann halt bissl einfacher, ohne das ganze Runterregulieren und wieder raufspritzen. Mir geht's zwar gut, aber anstrengend ist das trotzdem für den Körper, für die Seele.

Ja, stimmt, ich weiß…

Außerdem ist das jetzt schon ein komisches Gefühl: Da war was von dir und von mir. Und das hat sich auch schon weiterentwickelt und jetzt landets quasi im Müll.

Ja, hast recht, ist schon komisch…

Ich sehe ihm an, dass er bisher noch nicht in diese Richtung gedacht hat.

Und wenn die drei superguten nicht da gewesen wären, dann hätten sie am Montag wohl die zwei eingesetzt...

Stimmt.

Ein Rest an Fragen, die man vielleicht nicht mit richtig oder falsch beantworten kann, bleibt also immer.

Ich für mich habe in dieser Sache entschieden, dass ich das Beurteilen in solchen Angelegenheiten den Spezialisten überlasse und vertraue. Die sind Profis, die machen das täglich, die haben Erfahrung und kennen sich aus. Haben sogar studiert. Ich mit meinem Laienwissen kenne nur Bruchteile von der ganzen Wahrheit und habe keine Erfahrung. Unabhängig von der emotionalen Verbindung und Belastung, die ein objektives Entscheiden hier nicht möglich macht.

In der Natur wird zu diesem Zeitpunkt auch selektiert. Sehr viel sogar!

Es gibt schon einen Grund für die Schwangerschaftsrate von „nur etwa" 20 % bei gesunden Paaren.

Aber da wissen wir es zu diesem Zeitpunkt noch nicht!

Das Gleiche passiert, wenn sich die eingesetzten Embryos nicht einnisten.

Es wird selektiert! So wie es die Natur vor Millionen Jahren entschieden und eingerichtet hat! Das ist ein komplizierter Prozess, der die Ärzte immer noch vor Rätsel stellt.

Ich möchte es Magie nennen. Der Rest Magie, der mir beim Babymachen geblieben ist.

Das muss nicht immer tolle, spannende und kribbelnde Magie sein. Das kann auch ganz schlimme, scheußliche, schmerzliche Magie sein, wenn es – mal wieder – nicht geklappt hat.

Aber, frei nach meiner Lebenseinstellung: Es gibt für alles einen Grund!

Auch wenn wir den vielleicht nicht kennen.

Und ich möchte auch nicht auf Biegen und Brechen einen Prozess in Gang setzen, der für mich, uns, den Krümel Leid bringt oder uns vor noch schwierigere Entscheidungen stellt. Auf gar keinen Fall!

An diesem Abend setze ich mich mit gemischten Gefühlen, einem schweren Herzen und auch einem großen Topf Enttäuschung auf die Couch. Ich hatte mehr erwartet – mal wieder.

Aber: Zwei sehr sehr gut entwickelte Embryos und eine wunderschöne Blastozyste! Eins mehr als beim letzten Mal!

Wachsen! Entwickeln! Einnisten! Wachsen! Entwickeln! Einnisten!

Das Wohlbefinden von den letzten Tagen ist noch da! Hat sich versteckt und kommt jetzt wieder mit voller Wucht hervor!

Und auch heute Abend gibt es für Tina und die drei Mäuse eine Gute-Nacht-Geschichte.

Am nächsten Morgen mache ich mich auf die Suche nach einer weiteren Betreuung, falls es tatsächlich klappen sollte.

Ich schreib einfach mal eine Email an meinen Endometriose-Spezialisten: Rat befolgt, zweite IVF, zurück in Deutschland, Nachbetreuung, Bluttest am 16.12..

Die Antwort kommt prompt: Er machts! Und ich kann einfach am 16.12. zum Bluttest kommen und dann dienstags einen Termin bei ihm machen, weil er dann erst wieder in der Praxis ist.

Wow! Das war ja einfach!

Für was ich den Termin dann dienstags brauche, ist mir zwar noch nicht so ganz klar, aber ich mach mal einen.

Mir kommt dann, dass meine Medikamente, wenns klappt aber gar net bis dienstags reichen…

Phuuu…

Also nochmal ne Email. Diesmal an die Praxis: Ich darf nach Rücksprache am Freitag 16.12. zum Blutest nach IVF kommen. Brauch ich da nen Termin? Und wie lange dauerts bis ich das Ergebnis bekomme? Weil meine Medikamente nicht mehr reichen bis zum Termin am Dienstag.

Auf die Antwort warte ich immer noch…

Zur Sicherheit habe ich zwei Tage später dann noch eine Email mit dem gleichen Text – copy and paste – rausgejagt.

Und dann einfach nochmal angerufen. Selbst ist die Frau.

Hat mir aber auch nichts gebracht. Ich kann zwar einfach irgendwann zwischen 8.00 und 15.00 Uhr vorbei kommen, aber die Ergebnisse krieg ich erst am Montag – wenn ich so früh bin, dass die Probe noch direkt am Freitag ins Labor geht. Dann bin ich immer noch nicht schlauer und hab immer noch nicht genug Medikamente.

Ne schnellere Möglichkeit gibt's net, man könnte noch so n Pipitest machen, das müßte schon gehen, aber Blut ist halt sicherer und schneller an die Ergebnisse dran kommen, kann man auch nicht.

Wenigstens würden Sie mir dann am Freitag einfach n Rezept ausstellen, damit alles bis Dienstag reicht.

Deswegen vielleicht der Termin…

Aber ich will ja auch nicht länger Medikamente – HORMONE – nehmen, wenns vielleicht gar nicht mehr nötig wäre…

Super! Jetzt bin ich genauso schlau wie vorher.

Ich könnt vielleicht dann freitags doch nach L. gehen in das KiWu-Zentrum mit dem mein Endometriosefutzi zusammenarbeitet. Die müssen doch ein Labor haben...und mir auch ein Rezept verschreiben können.

Oder einfach in den sauren Apfel beissen und den Kram länger schlucken? Kommt ja eigentlich net wirklich auf paar Tage an.

Aber das Warten immer....

Mal mit M. reden.

Samstags ist dann der große Tag: Die Weihnachtsfeier!

Thema: One night in space!

Die Diskussionen, dass ich nichts spaciges zum Anziehen habe, hab ich schon vor ein paar Tagen beendet und mich mit meiner guten schwarzen Jeans und meinem chicken cremfarbenen Pulli mit Gold-Highlights abgefunden.

Mir ist dann auch gekommen, dass ich mich dann ja sozusagen „auswärts" spritzen muss. Die Tabletten sind kein Problem, aber die Spritze...

Ich sehe mich gedanklich schon in ner mini Klokabine, schön steril in weiß und Plastik gehalten, auf der Schüssel sitzen, Pulli, T-Shirt und Unterhemd in den Kragen gestopft, mich mit allen Vieren an allen Wänden und am Boden abstützen und irgendwie mit der Spritze hantieren.

Naja, muss halt so sein. Sonst kann ich mich auch gleich zu Hause einschließen für die nächsten Tage und Wochen.

Wenigstens, das mit der Pinklerei ist besser geworden. Das macht das Leben durchaus einfacher, wenn man nicht mehr alle 30 Minuten rennen muss.

Manchmal denke ich auch, mir würde so ein leichter Schwall Übelkeit von unten hoch kommen...gaaaanz leicht. Zu dem Rückenziehen und Unterbauchrumoren, könnte das vielleicht ein gutes Zeichen sein.

Manchmal vergesse ich sogar, dass ich sozusagen „in anderen Umständen bin". Und erschrecke! Wie kann man sowas Wichtiges und Besonderes vergessen?

Aber vielleicht ist das grade richtig. Es kehrt ein bissl Normalität ins Verhalten ein. Normalität und Langeweile hat doch eigentlich noch niemandem geschadet.

Alles gerichtet, Döschen mit Tabletten, Spritze und ein Desinfektionspad mit Tesa dran gepappt und in M.s Sakko-Jacke verstaut.

Ich mach heute nochmal mein gesamtes Schönheitsprogramm durch: Duschen, Maske, Nägel, Haar richtig ordentlich und akurat fönen – ein Bob sieht nur so aus wie er soll, wenn er ordentlich, kantig und konsequent in Form gebracht wird – Make-up.

Meinen neuen roten Lippenstift lass ich aber lieber sein. Der erste Test wurde abgelehnt, weil auch der super akurat und genau aufgetragen werden muss, sonst sieht er, im wahrsten Sinne des Wortes, schlampig aus.

Und dann geht's auch schon zum Anziehen:

Jeans: Check!

Was man außerdem gratis dazu bekommt: Vier Kilo Körpergewicht!

Ja, oder sogar noch mehr, im Moment fühle ich mich kugelrund! Und wundere mich, dass ich überhaupt noch in meine Hosen passe.

Ja, es ist besser als beim letzten Mal, nicht so ein riesen Ranzen, der selbst in der weitesten Jogginghose spannt, drückt und zieht und sich immer in den Vordergrund drängt.

Trotzdem sehe ich vorm Spiegel nur die Plau,ze die den Pulli nach vorne wölbt. Prima!

Ich frag mal M....vielleicht bilde ich mir das ja bloß ein...

Blöde Idee! Ganz blöde Idee! Saublöde Idee!

Sieht das was aus?

Jaa......

Sieht man da den Ranzen net so?

Es geht.

Und das war der Startschuss!

Mann! Das sieht scheiße aus, oder?

Nee, das ist ok.

Jaa...ok...das ist die kleine Schwester von scheiße!

Willst du wirklich n Pulli anziehen? Da ist es warm drin...

Was soll ich denn sonst anziehen?

Ne Bluse?

Gut, dann zieh ich mich halt um! Und alles nur, weil du net klipp und klar sagen kannst, was Sache ist.

Ich stapfe die Treppen hoch Richtung Kleiderschrank, er hinterher.

Ich kann auch n Blazer anziehn.

Weiß net.

Wühl, wühl, wühl, wurschtel, wurschtel, wurschtel.

Pulli aus, die violette Seidenbluse drüber.

Und ist das besser?

Weiß net.

Toll, die ist zu eng an den Armen, die passt auch nimmer.

Dann zieh sie aus.

Ja, das geht schon, hab ja noch das T-Shirt drunter.

Ja, net, dass du schwitzt.

Warum?!!

Dort ist warm.

Ich kann auch das anziehen.

Ich fische ein ärmelloses bronzefarbenes Top mit dezenter einreihiger Rüschenapplikation aus dem Schrank.

Und n Blazer dazu.

Fragender Blick.

Was istn n Blazer?

Mein Gott, das ist jetzt echt net sein Ernst! Mir entgleiten fast die Gesichtszüge komplett.

Ein Jackett.

Bluse aus. Top an, Blazer rauswühlen, reinschlupfen.

Nee, das ist nix!

Gut! Dann zieh ich den Pulli wieder an und das T-Shirt. Was da ist, kann man net weg machen. Und schwarz macht schlank, wenn ich den Pulli ausziehe.

Schweigen im Walde.

Ein Wort, mein Lieber, und ich zerfleische dich in der Luft! Mein Atem geht schon schneller.

Warte, ich probier mal andere Schuhe.

Die bissl höheren Schwarzen.

Und besser?

Keine Antwort. Ich entscheide auf Ja. Und wir kommen halbwegs pünktlich los.

Vor Ort ist das bunte Treiben schon im Gang. Es gibt n Sektchen zur Begrüßung! Nur n ganz kleines. Das geht schon. Und Austern dazu!

Das ist mein Erstes Mal!

Nach einer kurzen Demonstration trau ich mich und kippe das Meerwasser runter.

Schmeckt wirklich so! Nach salzigem Wasser. Es gab nämlich noch nicht mal Zitrone dazu. Aber nicht glibbrig. Hatte ich irgendwie erwartet…

Das Hersdoeuvre danach war eher meins: Ziegenfrischkäse mit Oliven, Tomaten, Gürkchen usw. schön angerichtet, jedes Portiönchen auf einem Holzlöffelchen.

Irgendwann im Nachhinhein kommt mir, dass Austern ja eigentlich auch roher Fisch sind, oder?

Zu spät!

Irgendwann geht's endlich mit dem Menü weiter.

Mit Thunfisch. Kalt. Gute Qualität und natürlich auch mehr roh, als durch.

Ich esse die einsame einzige Kartoffel auf meinem Teller und versuche die gebratenen Ränder zu seperieren. In die Mayo getunkt. Der Rest wandert zu meinem Göttergatten.

Und ich bin froh, dass der Chef-Chef, der bei uns am Tisch sitzt, das mit seiner Frau genauso macht.

Zwischendurch schaffe ich es mir endlich ein stilles Wasser zu bestellen. Ich bekomme ein Glas. Ich sags schon mal gleich, ich bin den ganzen Abend meinem Wasser hinterher gerannt, weil das ja ein schickes Haus ist, da stellt man nicht einfach die Flasche auf den Tisch.

Den Wein dazwischen lehne ich ab. Man muss ja nicht übertreiben.

Ich habe auch den Versuch gestartet einen alkoholfreien Cocktail zu bekommen. Erfolglos. Antwort: Nein, er kann mir keinen alkoholfreien machen, weil er nur Fruchtsäfte hat, die nicht zueinander passen.

Noch Fragen? Meine Stimmung war fast schon am Boden.

Der Hauptgang hat sie dann komplett getötet.

Es gab Hase für die Damen und Lamm für die Herren.

Fragt mich nicht, warums beim Essen Geschlechterteilung gibt. Ich habe keine Ahnung.

Naja, auf Nachfrage wollte man mir dann etwas anderes organisieren.

Ich bekomme trotzdem den Hasen hingestellt. Das war handwerklich gut gemacht. Röllchen in Schinken gewickelt. Sah auch toll aus. Das ändert aber nichts dran, dass ich das nicht mag!

Nach ein paar Worten mit der Bedienung, Diskussionen in der Küche, die ich durch das Fenster an der Tür beobachten kann - ich winke natürlich auch schön zurück, als die zwei in meine Richtung blicken und zeigen, ja ich nehme meinen Extrawurst-Status sehr ernst – und nach ein bisschen warten, bekommen wir zwei dann eine vegetarische Variante: Gebratene Avocado! Hört sich komisch an, war aber überraschend gut!

Trotzdem alles in allem viel zu wenig!

Und schmeckts?

Ja, und wann gibt's essen?

Hast du noch Hunger?

Ja. Du nicht?

Doch! Wie sau!

Weißt du was? Wir gehen morgen an deinem Geburtstag ne schöne große Pizza essen!

Ohja!

Mittlerweile ist auch schon 22.00 Uhr und ich verschwinde mit meiner Spritze in Richtung Toilette.

Die Behindertentoilette. Also mit allen Vieren an den Wänden abstützen ist nicht! Klo zu groß oder Tina zu kurz.

In Anbetracht der Mitgenommenheit, die das stille Örtchen schon aufweist, entscheide ich mich für eine Injektion im Stehen:

Pulli hoch, T-Shirt hoch, Unterhemd hoch, Kinn auf die Brust drücken zum Festhalten, Spritze auspacken, bissl dranklopfen, dass die Luftblasen nach oben steigen, desinfizieren, alles mitm Kinn auf der Brust, Spritze irgendwie an die richtige Stelle buxieren und hoffen, dass das net so lange dauert wie sonst, der Klo ist stark frequentiert.

Toll das ist auch noch links. Links geht irgendwie immer schlechter als die rechte Bauchseite.

Egal. Keine Zeit. Ansetzen, petzen, noch fester petzen, aufsetzen, reindrücken und…

Die Nadel gleitet wie ein warmes Messer durch Butter durch die Bauchdecke. Ohne Pieksen, ohne sonst was. Rein damit!

Tupfer noch mal ansetzen, leicht drauf drücken und die Nadel rausziehen, Stöpsel wieder drauf, zurück in die Verpackung und ab in den Müll.

Der Müll. Das Eimerchen ist kurz vorm Überlaufen und meine Spritze liegt da einsam ganz oben auf. Beim Nächsten, der kommt, wird das Kopfkino auch in den buntesten Farben arbeiten!

Irgendwann gibt's Nachtisch: Mürbeteig mit Mousse und frischen Früchten. Ich würde sagen Maracujamousse. Ich hatte zwar von der Karte her was Schokoladiges erwartet, aber was solls. Es schmeckt. Ein bisschen süß vielleicht. Da geht bestimmt noch n Drittes gegen den Hunger.

Das lass ich dann aber doch, irgendwie habe ich das Gefühl, bei einem Dritten würde das bisschen Essen, das ich in mir habe, wieder raus kommen.

Ich hoffe auf das Brot zur Käseplatte.

Auf einmal hab ich ohne es zu merken plötzlich n Tequila in der Hand und ne Orangenschreibe. Wo bleibt der Zimt?

Anstatt mich einfach mal machen zu lassen und mich unauffällig aus der Affaire ziehen zu lassen, fährt mich M. an:

Nee, du trinkst jetzt keinen Tequila!

Und reißt mir das Glas aus der Hand.

Ich erkämpfe es mir zurück. Nippe daran. Gebe es ihm zurück. Beiße in die Orange und mache unbeholfene Lenkradbewegungen zu meinem angeblich vor Ekel verzerrten Gesicht.

Soll heißen: Ich fahre. Ich kann nichts trinken.

Super! Total unauffällig.

Nachdem die schon gefragt haben, warum ich fahre und wir kein Taxi nehmen. Und M. dann gesagt hat, dass ich Tabletten nehme.

In Kombination zur Spritze aufm Behindertenklo...ohiohiohi...

Um 00.00 Uhr kommt dann das Tablettendöschen aus M.s Innentasche wieder zum Vorschein. Er reicht es mir und ist auch schon wieder weg, um dann ne halbe Stunde später wieder angeschwebt zu kommen – je mehr Alkohol, desto weniger Bodenhaftung.

Und hat das geklappt mit den Tabletten?

Ja...schon...ich hab zwar fast die zum Reinschieben geschluckt...aber ich habs grad noch rechtzeitig gemerkt.

Ein ungläubiger Blick.

Tja.. ich hab das ganze Döschen auf die Handgekippt und wollts schon alles auf einmal in den Rachen werfen, aber ich habs grad noch rechtzeitig gemerkt.

Warst du aufm Klo?

Ja, wo denn sonst?

Trotz aller Widrigkeiten ist es noch nicht soweit, dass ich in aller Öffentlichkeit meine Hosen runterlasse, um was in mich hineinzuschieben.

Verlorene Bodenhaftung. Und: Männer! Das passt irgendwie immer.

Ich mein ja nur...

Morgens um vier, nachdem das Licht schon wieder an ist und die Musikanlage abgebaut wird, machen wir uns auf den Heimweg.

Wider Erwarten findet er alleine ins Bett. Und das auch noch ohne ein Brecherchen zu machen.

Gut, dass wir morgen nicht noch ne Party haben, das würde er nicht überleben.

Ich stopf mir noch n paar Weihnachtsplätzchen in den Mund, putze meine Zähne und leg mich auch hin.

Gut, dass wir gestern Sex hatten!

Warum?

Ich könnte jetzt nicht!

Wenigstens hat er nicht morgens um 2.00 Uhr sich wie n Käfer aufm Rücken liegend gedreht und den ACDC-Angus gemacht. Das war der Chef-Chef.

Doch die Ruhe währt nicht lange:

So circa zwei bis drei Stündchen später stürzt einer ins Bad und entledigt sich seines Mageninhalts.

Ich ignoriere das und dreh mich nochmal um. Er kommt dann auch wieder ins Bett.

Zwei Stunden später nochmal das Gleiche.

Diesmal entscheide ich mich nach unten zu gehen und etwas zu trinken. Dabei schau ich auch auf die Uhr und entscheide, die erste Tour Tabletten zu nehmen.

Das Progesteron liegt im Bad. Ich komm also nicht drum rum mal an der Badezimmertür zu klopfen, aus der matschende Geräusche kommen.

Ist alles in Ordnung?

Ja…

Er macht die Tür auf.

Ich hab das Waschbecken verstopft.

Ja, warum kotzt du auch ins Waschbecken?

Ich stand gerade da.

Da steigt mir auch schon der Geruch in die Nase und ich ahne Schreckliches.

Ich schnapp mir mit verzogenem Gesicht schnell die Zäpfchenpackung und trete den Rückzug an.

Boahh, M., was istn das? Ich muss hier raus!

Lamm.

Ist ja eklig! Ich muss raus, sonst mach ich mit!

Ich flüchte ins Schlafzimmer. Natürlich nicht ohne einen enormen, riesengroßen Brechreiz unterdrücken zu müssen.

Jetzt ist wohl der Zeitpunkt gekommen, an dem meine Selbstbeherrschung an ihre Grenzen kommt und ich doch kotzen muss.

Mein Magen dreht sich schon. Ich krümme mich, schaffe es noch zum Fenster und reiße es sperrangelweit auf! Ist mir grad scheißegal wieviel Kälte da reinkommt.

Tief einatmen! Frische kalte Luft! Tief einatmen!

Noch so eine Welle, bei der du denkst, du kannst es nicht schaffen, deinen Mageninhalt bei dir zu behalten. Mein Magen wird zusammengezogen, als würde ihn jemand wie einen Putzlappen mit beiden Händen auswringen.

Aber ich schaffe es. Schiebe mit letzter Kraft das Zäpfchen dorthin, wo es hin soll und falle ins Bett.

Nach einer Stunde stehe ich dann endgültig auf.

Ich nehme mir ein frisches Paar Socken mit, zwiebel es auseinander und halte mir einen vor Mund und Nase, um meine Klamotten aus dem verseuchten Bad zu holen. Ziehe mich im Büro an, nachdem ich den Würgereiz wieder unterdrückt bekommen habe.

Beim Hinuntergehen hab ich das Gefühl, dass der Gestank in meinem schönen Strickpulli hängt. Und im ganzen Haus.

Das mit der Pizza wird heute wohl eher auch nichts.

Ich brauche frische Luft.

Und entschließe mich erstmal zum Supermarkt zu laufen, frische Luft zu schnappen und bissl was einzukaufen, Brötchen und Brot und irgendwas katerverträgliches zum Essen mitzubringen. Zum Glück haben die Geschäfte hier sonntags auf.

Ist ein schöner Spaziergang. Es hat angefangen zu schneien. Und es sind nur wenige Menschen auf den Straßen, die ersten Kinder mit Schlitten.

Den Zucker zum Kuchen backen hab ich natürlich vergessen. Zum Glück liegt noch ein zweiter Supermarkt auf dem Heimweg, da hüpf ich nochmal schnell rein, so schnell wie das eben geht, wenn man die Einkaufstüten erst noch in einem Schließfach verstauen muss.

Zurück, hat sich der Herr auch aus dem Bett gepellt und mit ein bissl Fenchel-Anis-Kümmel-Tee und trockenem Brot ist er abends wieder soweit hergestellt, dass wir das Gleiche essen können. Das Obergeschoss wurde den ganzen Tag gelüftet. Das war auch gut so.

Ich hab mit der Airline telefoniert.

Ja, gut. Und?

Ein Attest!

Stöhnen und ein tiefer Seufzer.

Und es geht wieder los: Die Mücke mutiert zum Elefanten:

Was? Ehrlich?

Ja, das könnte sein, dass einer am Security-Check Probleme macht.

Oh, Mann. Jetzt muss ich mich da auch noch drum kümmern. Was n Scheiß immer. Mir wärs recht, wenn einfach mal irgendwas wieder auf Anhieb funktionieren würde. Irgendwas!

Das ist doch kein Problem, dann holen wirs halt ab.

Doch das ist ein Problem! Du musst dich ja net drum kümmern! Ich mach ja alles! Und alles nur wegen so ner beschissenen Krankheit. Und zum Schluss kommt noch net mal was dabei raus!

Das kann sein.

Das ist die Wahrheit: Ich spritze mich seit vier Wochen selbst. Ich habe Stimmungsschwankungen. Ich schieb n Ranzen vor mir her wie Obelix. Ich hatte ne Narkose. Ich renn jeden zweiten Tag zum Arzt und lass mir in den Eigenweiden rumstochern.

Ich hoffe bei jedem Ziepen, dass das schon erste Zeichen für ne Schwangerschaft und das Einnisten sind. Und ich bin schon wieder völlig kirre, weil die Übelkeit weg ist, das Rumoren im Bauch aufgehört hat und die Rückenschmerzen heute ausbleiben.

Und weil das anscheinend nicht ausreicht, hab ich im Tausch dazu jetzt glaub ich Verstopfung.

Gar nicht lustig. GAR NICHT LUSTIG.

Ja, mir wärs auch lieber, wenns anders wäre.

Du hast gar keine Ahnung.

Mein Gott, dann packs doch in den Koffer. Das ist dann kein Problem.

Nein! Das hab ich schon mal gesagt, dass ich das net mach. Das ist viel zu kalt in dem Gepäckraum!

Du hast das doch auch im Kühlschrank.

Nee! Die net!

Ja, dann ist es halt so.

Ich schreib dem Dok dann halt ne SMS, mal wieder.

Zum Glück ist mir noch eingefallen, dass ich einfach mal fragen könnte, ob ich sie in den großen Koffer packen kann. Der wird jetzt net grad diesmal verloren gehen...

M. ist grad die Tür rein. Auch mit super Laune. Hat wegen dem Schneechaos ewig gebraucht und ist dann auch noch an den Blumenkübel vor der Tür gefahren, weil ihn das Gepiepse genervt hat und er es lautlos gestellt hat.

Wir hatten beide einen super Montag. Mit viel Spaß.

Wenigsten hat der Dok geantwortet: Kann alles in den großen Koffer.

Jetzt muss ich nur noch das mit dem Bluttest geregelt bekommen.

Ich entscheide mich in dem KiWu-Zentrum in L. anzurufen.

Erzähle dem Mädel an der Strippe von meinem Problem:

Ja, aber das geht auf Rechnung.

Macht ja nix, ich bin privat versichert. Aber wie siehts denn mit den Ergebnissen aus? Bekomm ich die noch am gleichen Tag?

Ja.

Und was ist mit den Medikamenten?

Mhmmm... ja, da muss ich Sie nochmal zurückrufen...

Ja, gut!

Auf den Rückruf, warte ich auch immer noch!

Also, ob ich da dann wirklich hingehe, wenn wir nochmal einen Versuch starten müssen, dass muss ich mir nochmal ganz gut überlegen. Es gibt nämlich nicht viel, was ich mehr hasse, als nicht zurückgerufen zu werden! Das ist Service! Bei einem so heiklen und emotionalen Thema erst recht! Wir haben schon mit genug Versprechungen, Hoffnungen und Enttäuschungen zu tun. Da brauchen wir net auch noch ne Telefonschlampe, die uns das Blaue vom Himmel verspricht und nicht hält.

Planänderung am Dienstag:

Ich versuche mein Glück nochmal im Krankenhaus in S..

Ich hab zwar keine Lust auf den Arsch, aber Blutnehmen werden ja wohl die Mädels.

Ich starte meinen dritten Versuch im Labor:

Ja, da brauchen wir aber einen Auftrag von der gynäkologischen Ambulanz.

Aber die Ergebnisse bekomm ich noch am gleichen Tag?

Wir brauchen einen Auftrag!

Das hab ich schon verstanden! Das ist auch kein Problem für mich! Aber ich muss wissen, ob ich die Ergebnisse noch am gleichen Tag bekomme!

Wir bearbeiten die Aufträge in der Reihenfolge, wie sie eingehen.

Gut!

Haben Sie die Telefonnummer von der gynäkologischen Ambulanz.

Nein, aber die kann ich mir ja raussuchen.

Warten Sie, ich gebe Sie ihnen.

Immerhin. Also Anruf in der Ambulanz:

Wieder das ganze Problem runtergelabert, diesmal bringt das privat versichert sein was, sonst hätte ich noch ne Überweisung gebraucht und meine Akte findet sie dann auch noch irgendwann:

Ah, da ruf ich Sie zurück.

OK. Vielen Dank, das ist nett! Aber tun Sie mir bitte einen Gefallen, wenn Sie mit einem Arzt Rücksprache halten müssen, bitte mit der Frau Doktor, mit dem Herrn Doktor komm ich nicht so klar. Vielleicht hab ich auch einen schlechten Tag erwischt, aber wenn ich jetzt nicht das Problem hätte, würde ich nicht mehr kommen!

Nee, das ist kein Problem.

Die scheint gar net überrascht zu sein

Ich frag die Frau Doktor XY, der Herr Doktor ist eh im Urlaub, das ist kein Problem.

Das gefällt mir! Die gefällt mir!

Es kommt dann auch tatsächlich ein Rückruf, zwar ein bissl nach dem Laufe des Vormittags:

Also, wenn Sie möchten, können Sie gerne am 19. vorbei kommen. Und Sie leben im Moment in Litauen, gell?

Ja, aber am 19. ist zu spät. Ich brauche Medikamente und dazu muss ich erst wissen, was jetzt Sache ist. Am 19. kann ich auch zu meinem Gyn gehen.

Ah… da muss ich nochmal fragen…

Wissen Sie was: Ich gehe nochmal in mich und wenn ich das so machen will, dann rufe ich nochmal an und dann kann mich ja vielleicht die Frau Doktor selbst zurückrufen, dass wir net immer über n paar Ecken sprechen.

Ja, das ist gut. Ich lasse Ihre Akte hier liegen und wenn Sie sich nochmal melden, ist gut und wenn nicht auch.

Alles klar! Vielen Dank!

Dann kommt die Email von meiner Praxis in Mannheim: Also, ich kann zum Bluttest kommen, natürlich wann ich will und dann krieg ich die Ergebnisse normalerweise am nächsten Tag.

Schön. Ob das auch für die Freitag-Samstag-Kombination gilt…?

Schnell nochmal M. anrufen und den bissl Kirre machen…

Dann nochmal mit meiner Mama skypen. Der dann das ganze Bluttestdilemma in meiner Aufgeregtheit und meinem Genörgel erzählt.

Mein Papa kommt dazu und gibt seinen Senf auch noch dazu: Ich soll die Mama net so anschreien, er hätte das im Anbau gehört!

Toll! Der ist dann natürlich auch noch beleidigt, weil er sich immer seine eigenen Gedanken macht, die nie mit meinen Intentionen übereinstimmen.

Ich wollt doch nur meinen Unmut über die Service-Wüste Deutschland loswerden…

Und keinen angehen, angreifen, anfeinden oder sogar anblöken.

Ob da auch die Hormonausrede zieht….

Tja, mein Problem ist immer noch nicht gelöst. Was mach ich jetzt?

Ich ruf jetzt einfach nochmal in Mannheim an.

Erkläre nochmal das Problem und das Problem mit der telefonischen Auskunft und der Email….

Ja, dann kommen Sie einfach gleich morgens um 8.00 Uhr und dann bekommen Sie die Ergebnisse bis mittags um 15.00 Uhr.

Ehrlich?

Ja!

Oh, mein Gott! Sie glauben gar net, wie wichtig das für mich ist! Sie retten mir den Freitag und das nächste Wochenende! DANKE! Danke! Danke!

Ich schreib mir nochmal den Namen von dem Engel auf, bedanke mich ausführlich und merke den riesen riesen Klotz, der mir vom Herz fällt…

Manchmal muss man einfach an eine kompetente Person kommen. Und sich nicht gleich mit der erst besten Auskunft zufrieden geben…

Natürlich habe ich vorher noch die Schwiegermutter kirre gemacht – Sie hat schon gefragt, ob alles in Ordnung ist….

Sie hat beim örtlichen Hausarzt nachgefragt, aber auch dort: Keine Chance!

Servicewüste Deutschland! Das hätte es hier nicht gegeben…!

Egal. Ich habe, was ich brauche! Endlich.

Da hätte ich mich wieder mal gar net so aufregen müssen! Und die ganze Welt kirre machen müssen.

Die Strafe lässt nicht lange auf sich warten: Vier! Ja VIER (4!!!) riesen Monster-Herpesbläschen an der Oberlippe! Prima!

Und die Stresspickel an den Oberarmen hätte ich mir auch sparen können.

Mal ganz davon abgesehen, dass mein Termin im Puff, also im Büro, auch abgesagt wurde. Eine Kollegin hatte Mitleid mit mir: Die Chefin ist schon länger krank und vom Rest ist auch niemand da und die Schreibtische sind eh schon alle vergeben und verteilt. Dann brauch ich auch net unbedingt zu kommen....

Alla gut!

> Dann schreibst du dem Dok am besten gleich noch wegen den Medikamenten, dann kannst du die gleich morgens mittnehmen und brauchst sie nur noch holen, wenns klappt...
>
> Ja, das ist ne gute Idee!

Hab ich auch gemacht und hoffe die Antwort kommt noch pünktlich.

Alles geklärt!

Jetzt bleibt es zu hoffen und Daumen zu drücken, dass alles klappt! Oder geklappt hat!

Ich will nicht auf der Weihnachtsfeier zusammenklappen, wenn ich ne schlechte Nachricht bekomme...

Und ich will auch nicht in meinem Elend abends alleine vorm Fernseher hocken...

Wie die Katzenlady.

Aber Katzen sind ja für die Seele!

Ich bin da! In F..

Mein Koffer aber nicht!

Ich stehe nämlich jetzt schon zwanzig Minuten vor dem Kofferband und vorher war ich noch aufm Weg vom Flieger mit dem Bus bis zum Flughafengebäude und dann zum Kofferband gemütlich Pipi machen – muss ja eh auf meinen Koffer warten und was trinken. Natürlich ist auch schon wieder Zeit für n Zäpfchen und ne blaue Pille. Prost!

Und trotzdem bin ich alleine, ohne meinen Koffer! Ohne meinen Laptop! Ohne meine Medikamente!!! Das darf doch nicht wahr sein.

Nachdem der einsame schwarze Koffer jetzt schon das zehnte Mal einsam und verlassen an mir vorbei fährt und das Zulieferband schon lange steht, mach ich mich mal auf den Weg zum Gepäckermittlungsschalter und warte erstmal.

Hallo!

Hallo!

Mein Koffer fehlt.

Ja…haben Sie den Abschnitt?

Nee…ich hab den im Flieger in meine Tasche geschmissen und jetzt find ich ihn nimmer.

Verzweiflung. Entschuldigender Blick.

Das macht nichts. Wir finden das schon. Haben Sie irgendwas anderes?

Ausweis? Buchungsnummer?

Buchungsnummer.

Ich reiche meinen Zettel hinüber. Er tippt und schreibt dann irgendeine Nummer dazu. Und tippt weiter. Mit Falten auf der Stirn.

Auf einem falschen Band kann der ja net gelandet sein...

Doch das kann auch passieren. Mhhmmmm... das ist ja komisch. Wir haben dazu gar keine Verladedaten...

Und was heißt das? Ist der noch in Vilnius?

Das kann sein. Ich ruf mal an.

Das geht net! Da ist die ganze Tina drin! Und Medikamente!

Ach das macht nix. Wir haben hier ne Klinik am Flughafen, da bekommen Sie alles Wichtige.

Ehrlich?

Ja.

Nicken. Telefonat. Wichtiger Blick. Noch mehr Stirnfalten.

Nee... An welchem Band waren Sie denn?

Will der mich verarschen?

An der 12.

Ja, das stimmt.

Ja, das stimmt!

War das n normaler Koffer?

Ja!? Eher ne Reisetasche. Die hatte ich auch schon öfters und hatte nie Probleme damit.

Nicken.

Also ich sehe hier auch immer noch mit einem Blick auf das Band. Da kommt nix mehr.

Ja… gehen sie nochmal hin. Da muss dann jetzt langsam eine Leerbox kommen. Wenn sich was verhakt hat, schiebt die dann alles mit raus.

OK…? Wenn nicht sehen wir uns gleich nochmal.

Ich bin noch ne Weile da.

Zweifelnd aber hoffend mach ich mich aufn Weg.

Natürlich keine Leerbox.

Damit man mir nichts unterstellen kann, beschließe ich eine Ehrenrunde um das ganze Kofferband zu drehen. Damit da auch wirklich nirgends eine Leerbox ist.

Ha! Das gibt's doch gar nicht! Da steht mein Koffer! Yuhhuuuu!

Aber wenn ich nicht meine Runde gedreht hätte, hätte ich den nicht gefunden.

Den hat bestimmt der Spezialist im Blaumann, den ich da habe schaffen sehen, dort abgestellt – mit den anderen vermissten Kumpels.

Schnell noch M. Entwarnung telefoniert! Den hab ich natürlich während meines zwanzigminütigen Wartens schon in panische Kenntnis gesetzt…

Tja, der erste Zug ist jetzt auch weg. Bis zum nächsten ist es nicht so lange. Gemütlich bis zum Bahnhof wuseln, selbstverständlich ohne den Koffer auch nur eine Stufe anheben zu müssen. Rollen ist Trumpf!

Am Bahnhof sehe ich schon, dass ein Zug schon knackig Verspätung hat. Zum Glück nicht meiner. Laut der Anzeige soll meiner noch pünktlich sein.

Das ändert sich mit der nächsten Durchsage. Fünfundzwanzig Minuten Verspätung. Ach da kann ich schon fast wieder den nächsten nehmen. Der fährt aber von einem anderen Gleis. Und ob der pünktlich ist. Fraglich. Definitiv zu ungemütlich.

Zwischendurch folge ich noch der Lemmingmenge, die sich nach einer weiteren Durchsage, die ich akustisch nicht wirklich verstanden habe, auf den Weg macht.

Meine Intuition hat mich auch dieses Mal nicht enttäuscht. Gleiswechsel. Selbstverständlich auch das ohne den Koffer anzuheben.

Zum Glück rollt dann die heiß ersehnte Töfftöff ein, ich rein – einer der heißbegehrten Stehplätze neben dem Klo ist mein – und er fährt tatsächlich los.

Da klingelt auch schon mein Telefon:

Wann kommst du denn?

Ich bin jetzt endlich im Zug und er fährt! Mein Koffer war noch weg...

Ja, wir haben um 19.00 Uhr n Termin beim Arzt.

Ich weiß nicht, wann ich genau komme, ich werde wohl auch in M. erstmal nach nem Anschlusszug suchen müssen.

Ja...

Macht ja nichts. Ich ruf an, aufm Handy dann, und wenn es nicht sofort klappt, muss ich halt ein paar Minuten warten. Das macht ja nichts.

Gut!

Natürlich ist der Anschlusszug weg.

Dafür habe ich wenigstens alle Zeit der Welt, um meinen Koffer die Stufen hoch zu rollen. Ja, von unten nach oben. Konsequent Stufe für Stufe. Bloß nicht zu schwer heben. Zack, die Stufe hoch rutschen, bumm, bis zur nächsten vorfahren, zack, bumm, zack, bumm…

Warten Sie, ich helfe Ihnen!

Und tatsächlich bekomme ich den Koffer die letzten Stufen hinauf getragen. In dem Moment genau das Richtige.

Kurze Zeit später kommt dann auch der nächste Zug. Ich erwische meine Eltern noch zu Hause – der Herr Doktor hat den Termin dann wieder abgesagt.

So wird aus einem Zwei-Stunden-Flug ein Tagesausflug.

Essen. Duschen. M. Bescheid sagen und auf die Matratze fallen.

Heute ist der große Tag!

Bluttest!

Am nächsten Tag klingelt der Wecker wieder sechs Uhr. Ja, morgens. In Mannheim herrscht zur Zeit zu jeder Tages- und Nachtzeit Verkehrschaos, ich muss also früh los, damit ich wirklich um acht Uhr vor der Türe stehe.

Das klappt aber gut. Es reicht sogar noch für eine kleine Extrarunde zum Wasserturm mit Foto, weil es ist ja Weihnachtszeit und das Türmchen und alles Drumrum schön beleuchtet. Immer dabei: Mein Tee-to-go. Und ich stelle erfreut fest, dass dort das Parken in Mannheim bis um 9.00 Uhr nichts kostet. Perfekt! Das hebt meine sowieso schon gute Stimmung nochmal.

Pünktlichst stehe ich vor der Praxistür im dritten Stock, Licht ist an, Tür aber noch zu. Macht nichts. Mein Teebecher ist auch noch nicht leer.

Da geht die Tür schon auf.

Guten Morgen.

Guten Morgen.

Ein Ungläubiges Gesicht unter dem Make-up.

Haloooo! Acht-Uhr-Termine, Mädchen! Ganz klar!

Gehen Sie zuerst. Sie haben bestimmt einen Termin, ich nämlich nicht…

…

Guten Morgen!

Morgen!

Brechtel-Franz, ist mein Name, ich bin da wegen dem Schwangerschaftsbluttest.

Ja…gut… Sie sind normalerweise beim Dr. XY?

Ja, genau.

Gut, setzen Sie sich.

Alles klar, Sie denken dran, dass Sie für den Bluttest vermerken, dass es wichtig ist, wegen der künstlichen Befruchtung?

Große Augen hinter schwarzer Farbe. Sie werden immer größer. Sehe ich da etwa einen herablassenden Blick….? Vorsicht! Gleich frisst sie mich!

Nee, das geht nicht! Da gibt's heute keine Ergebnisse! Setzen Sie sich!

Ist ja gut! Mein Gott, was hat die denn gefrühstückt? Auf jeden Fall keinen Clown.

Ist Ihre Kollegin Fr. ABC schon da?

Ja! Die ist aber grad in der Küche!

Na, sie wird da ja auch irgendwann wieder raus kommen!

Der Drache spuckt gleich Feuer! Ich sehe es schon.

Und ziehe mich mutig auf meinen Wartestuhl zurück.

Mit super Blick auf den Empfangstresen.

Da kommt eine Kollegin. Oh, die sieht nett aus. Vielleicht ist das….

Deine Freundin ist da!

Stirnrunzeln. Fragender Blick.

Was? Hä?

Die Brechtel-Franz.

Entschuldigung! Ich sitze hier in der ersten Reihe. Unverbaut!

Ah! Ja, die hat angerufen…

Ja, aber das klappt net mit den Ergebnissen, selbst wenn die das faxen, dann kommt das nicht vor vier und da ist Feierabend!

Achso. Daher weht der Wind! Hat wohl noch was vor. Darum auch die Kriegsbemalung.

Achso, ich dachte das klappt…

Waaaaaaaaaaaaaaaaaaaaaas??????????????????????????????

Klappt doch nicht? Kalter Schweiß. Schnappatmung.

Tina! Das bringt jetzt alles nichts. Du sitzt hier, du kannst es jetzt nicht ändern. Beruhige dich und harre der Dinge, die da kommen.

Frau Brechtel-Franz…?

Ich hüpfe von meinem Stühlchen und stürme zu der Netten. Also ich, kann jetzt auch nimmer warten.

Wissen Sie, Ihre Kollegin, die mag ich jetzt nicht mehr...

Was? Warum?

Die war schon gemein zu mir heute Morgen!

Ach so...

Und keine Sorge, Sie bekommen Ihre Ergebnisse heute. Ich muss heute um siebzehn Uhr nochmal in die Praxis und da sind sie auf jeden Fall da.

Oh, vielen Dank! Ich sitze so auf glühenden Kohlen, da hängt so viel dran....

Ja, haben Sie jetzt schon oder...

Ja, ja, das zweite Mal, weil der Dr. XY das so empfohlen hat wegen der Endometriose...

Natürlich?

Nee, künstlich!

Alles n bissl spanisch hier...

Ah und ich brauch dann auch gegebenenfalls noch neue Medikamente, die reichen nicht mehr bis zum Termin am Dienstag...

Ahja, was nehmen Sie da denn alles im Moment?

Östrogen, Progesteron, Thrombosespritzen, Aspirin, Folsäure

Welche denn? Femibion?

Nee, so ne ganz einfache aus der Apotheke... aber es hat noch niemand gesagt, dass es daran liegen könnte...

Nee, aber irgendwie gibt das Femibion nochmal so n Kick...

Kurzes Denken. Nein! Abschalten.

Und natürlich im Moment noch Zink… und Magnesium für die Muskulatur…

Ja, auch gut!

Setzen, Pulli aus, abbinden, pumpen, Faust, Pieks, fertig.

So, also ich schreib jetzt extra nochmal EILT drauf.

Danke!

Wir haben Ihre Telefonnummer?

Ja, klar! Aber ich kann Sie Ihnen auch nochmal sagen: 017_____28… nee… doch, das ist doch mein Geburtsdatum. Ich sags Ihnen, die Hormone machen ausm Hirn Matsch.

Ich glaubs Ihnen…

Pulli anziehen.

Sie wühlt im Schrank.

Ach, so ein Mist, jetzt ist da gar keins mehr da, ich hätte Ihnen so gerne n Femibion zum Testen mitgegeben. Hä? Was ist denn das? Kümmert sich wirklich jemand um mich? Hat da jemand Mitleid? Oder sogar Verständnis für meine Situation? Unglaublich…

Also… einen schönen Tag und ich rufe Sie heute Mittag nochmal an.

Dankeschön! Bis später!

Auf dem Weg zum Klo – der Tee will raus – muss ich am Empfangstresen vorbei und beschenke den Drachen mit dem süßesten Lächeln, das ich ihr entgegenbringen kann. Strike!

172

Dort fällt mir dann nochmal die Medikamenten Problematik ein...

Zum Glück sitzt Frau ABC noch da:

Wie machen wir das denn jetzt mit den Medikamenten...?

Ja, die nehmen Sie jetzt erstmal weiter...!

Mhhhmmmm....ja...

Ich hab da jetzt aber auch keine Lust drauf. Die soll mir heute Mittag die Rezepte fertig machen und zuschicken. Fertig.

Bis ich zur Kantinentisch-Weihnachtsfeier aufbreche, packe ich in bester Stimmung noch Weihnachtsgeschenke ein...und stelle mein Handy auf volle Lautstärke. Nicht, dass ich wegen einer solchen Widrigkeit womöglich etwas verpasse.

Das klappt auch gut, Empfang stimmt auch, im Restaurant fall ich nämlich fast dezent vom Stuhl, als mich ein Kollege anruft, um Bescheid zu sagen, dass es bei ihm später wird.

Im Lauf des Mittags lasse ich meine Handtasche nicht aus den Augen, kontrolliere zwischen Spaghetti Aglio-Olio, Östrogen und Progestern ständig das Telefon. Nicht, dass ich vielleicht doch noch etwas verpasse. Wenns blöd werden könnte, stopfe ich das Ding in die Popotasche meiner Jeans.

Aber die Weihnachtsfeier ist das Beste, was mir für heute Mittag passieren konnte. Ich hab die alle schon lange nicht mehr gesehen, wir haben viel zu erzählen und zu lachen.

Nach dem Kaffee, mach ich mich wieder auf den Heimweg. Natürlich mit dem Telefon als Beifahrer. Es ist ja schließlich schon kurz nach vier. Beim Tanken geht es mit bezahlen und in der Handtasche landet das heute nicht mehr.

Zu Hause angekommen. Ich ziehe meinen Homedress an.

Da klingelt auch schon das Telefon: M..

Und?

Ich weiß noch nichts…!

Was?

Ja….

Aber du sagst mir Bescheid, ich muss dann bald los…

Ja, klar.

Melden die sich noch?

Ich hoffe es…

Und wenn nicht…

Weiß nicht! Dann muss ich morgen doch ins Krankenhaus zur Notfallaufnahme…vielleicht können die n Bluttest mit Ergebnis machen…

Ja, vielleicht…

Von der Schwiegermutter ist auch schon eine Whatsapp-Nachricht da, die will auch wissen, was Sache ist und fragt anstandshalber mal, wie das Blutnehmen gelaufen ist.

Gut, obwohl ich ne Begegnung der dritten Art hatte…

Ich rutsch jetzt nur noch auf meinem Stuhl hin und her. Und wenn ich das nicht tue, schaue ich auf die Uhr.

16:37 Uhr…16:38 Uhr…16:42 Uhr…

Hab ich der auch wirklich die richtige Handynummer gegeben? Ja, bestimmt! Die kann ich doch auswendig. Schon seit Jahren. Wirklich? Die Richtige?

Ich mach sicherheitshalber einen Test und rufe mich selbst an. Die Nummer erscheint im Display und – welche Überraschung – sie stimmt mit meinen morgendlichen Angaben überein.

16:53 Uhr…16:54 Uhr…16:55 Uhr…

Hin und Hergerutsche.

Es klingelt an der Tür.

Meine Mama.

Und?

Ich weiß noch nichts…

Kannst du da nicht mal anrufen….

Die Praxis ist eigentlich seit 16.00 Uhr zu…

Du hättest anrufen sollen!

Was soll ich noch alles machen? Ich dachte, ich könnte mich darauf verlassen.

Du hättest anrufen sollen.

Jeder Pieps, jedes noch so kleine Geräusch, selbst wenn es nicht mal aus der Nähe des Telefons kommt, lässt meinen Atem aussetzen und mein Herz in die Hose rutschen.

Whatsapp von M.:

Und? Gibt's Neuigkeiten?

Nein! Doch! Verzweiflung!

Geh morgen ins Krankenhaus.

Vielleicht hätte ich doch anrufen sollen…

Ich ruf jetzt an! Wenn keiner da ist, sagen sie vielleicht am Band wer Notdienst hat.

Natürlich geht nur der AB ran: „In dringenden Fällen oder Notfällen wählen Sie die 19222."

Super! Der Krankenwagen bringt mir auch nichts.

Ich hab keine Kraft mehr.

Leute, das könnt ihr doch mit uns nicht machen.

Wir sind Kinderwunschpatientinnen mit Haut und Haaren. Und auch, wenn wir es nicht oder noch nicht sind, sind wir schon mit Schwangerschaftshormonen vollgepumpt. Bis in die Spitzen. Bis in die Zehen und den kleinen Finger. Wir leben das! Wir fühlen das! Und noch viel mehr, dass ihr euch nicht vorstellen könnt!

Aber wir haben es absolut nicht verdient, so behandelt zu werden! Wir sind schließlich auch irgendwo Kunden! Gute Kunden! Und damit bezahlen wir die Praxis! Und auch das Gehalt der Arzthelferdrachen. Und wahrscheinlich noch einiges mehr.

Klar! Wir sind manchmal anstrengend! Manchmal sogar sehr! Oder noch mehr.

Aber scheiß drauf! Kneif den Arsch zusammen, denk dir deinen Teil und pudere mir meinen Hintern!

DAS habe ich verdient!

Und wenn der Herr Dr. XY nicht so nett wäre und ich auf ihn angewiesen wäre, als Endometriose-Spezialist, dann wäre das Verhalten heute für mich ein Grund keinen Fuß mehr in diese Praxis zu setzen.

Armes Deutschland!

Stattdessen häng ich hier rum! Habe keine Ahnung was ist. Habe keine Ahnung, wie es weiter geht! Sitze immer noch auf glühenden Kohlen. Zwischen Hoffnung nicht aufgeben und nicht zu viel hoffen.

Telefonieren geht auch nicht! Versuch mal freitags um 18.15 Uhr in irgendeiner Praxis jemanden zu erreichen. Wunschträume!

Wenigstens anrufen! Selbst wenn kein Ergebnis da ist.

Frau Brechtel-Franz, es tut mir leid, aber leider sind die Ergebnisse doch noch nicht da.

So hätte sich das anhören können. Und auch sollen!

Dann hätte ich wenigsten sagen können: OK, aber dann machen Sie mir bitte die Rezepte für das und das und das fertig und geben sie in die Post.

Dann wären die morgen bei mir und ich könnte ganz gemütlich in die Apotheke, mir meine Rezepte holen oder bestellen und bis Montag oder Dienstag ausharren und weiter brüten.

Klar, ich müsste dann immer noch warten. Aber das ist ja meine Hauptaufgabe, da bin ich schon ganz schön gut drin.

Ich warte. Ich warte auf meine Tage, ich warte auf den so-uns-so-vielten Tag von meinem mikrigen Zyklus, ich warte dann darauf beim Nächsten einfach früher einen Termin zu machen, weil ich den gar nicht erreiche, ich warte auf die Ergebnisse von Blutentnahmen, auf die Hormonwerte, ich warte auf den nächsten Termin, ich warte auf den letzten Ultraschallkontrolltermin, bevor es endlich los geht.

Dann geht es los!

Und du wartest auf den nächsten Termin, auf die nächste Ultraschallkontrolle und irgendwann wartest du endlich auf die Punktion. Dann auf die Ergebnisse, wie viele Eier, wie viele Embryos, dann auf den Transfer-Termin. Vielleicht dann noch auf den Blastozysten-Transfer. Auf den Bluttest und die Ergebnisse, auf weitere Bluttests und deren Ergebnisse...

Warten, warten, warten. Und es nimmt kein Ende.

Da fällt mir ein: Was ich nehmen soll, wenn s geklappt hat, weiß ich immer noch nicht…

Gewitzdippelnochemol! Man kann sich auf niemanden verlassen!

Wenn s nicht geklappt hat, sag ich meinen Termin am Dienstag auch ab. Brauch ich dann ja nimmer.

Ich könnte allerdings auch nur hingehen, um mich über die Weiber zu beschweren.

Das ist durchaus eine Überlegung wert!

Aber das bringt mir jetzt im Moment gerade alles überhaupt gar nix! Ich brauche einen Plan! Und zwar dafür, wie ich das Wochenende überlebe!

Das einzige, was im Moment klappt, ist das Spritzen. Nur kleine, runde, rote Blutergüsse anstatt riesige violett-blau gefärbte.

Ich könnte einen Pipitest machen. Dr. Yahoo sagt allerdings, dass der alles anzeigen kann: richtig positiv, richtig negativ, falsch positiv, falsch negativ. Und wenn man ganz viel Glück hat – das hab ich ja im Moment im Abo – bekommt man ein ungültiges Ergebnis.

Ist halt so, wenn man so eine exklusive Mischung im Blut hat – und im Pipi.

Allerdings, wenn er positiv wäre, könnte ich ja schon mal nach Vilnius schreiben und meine Anleitung einfordern…

Wenn er negativ wäre, wäre ich immer noch nicht weiter…

Ich müsste noch so ein Ding haben. Das ist ja eh da…

Sprint ins Bad, fast durch die Tür durch, Schublade aufreißen, traraaaaaaa – da ist er! Gefunden!

Toll! Abgelaufen! Geht also gar net! Muss ich trotzdem zur Apotheke…

Dort könnte ich ja auch mal fragen, ob ich das Progesteron kriege...Mist, verschreibungspflichtig...

Aber vielleicht haben die eine Idee...

Wer macht eigentlich Notdienst für unseren Ort? Ich hab das neue Amtsblatt gerade in den Papiermüll, das angele ich nochmal schnell raus. Nachbarstadt! Die sollen auch eine gute Gynäkologie haben. Außerdem kennen die mich noch nicht. Dort bin ich ein unbeschriebenes Blatt. Vielleicht können die auch einen Bluttest machen. Die haben ja ein Labor.

Hört sich gar nicht so schlecht an.

Auch noch am nächsten Morgen.

Nach einem Kaffee und zwei mini Scheibchen Erdbeermarmeladenbrot – Butterbrot geht heute Morgen gar nicht an mich ran. Und der Kaffee....brrr...der schüttelt mich. Obwohl ich das eigentlich gerne frühstücke... Und den Kaffee bei meinen Eltern fand ich gestern besonders gut aus der neuen Maschine...Ich hab in den letzten Tagen auch öfter so Wellen, bei denen mich von ganz tief innen unten so ein Schwall leichte Übelkeit überrollt...

Oh bitte, bitte, bitte....! Daumen drücken, Daumen drücken, Daumen drücken!

Voll vergessen: Wachsen! Entwickeln! Einnisten!

Babys! Ich bin bei euch! Wir kriegen das geregelt! Ich bin mitten drin! Ich arbeite daran!

Ich drück mich noch rum. Frühstücke lange und ausgiebig. Um halb fünf heute Morgen war ich wach. Drehe und wälze mich seit dem auf der Matratze hin und her. Bin schon dreimal (!) aufgestanden zum Katzenfüttern und hab dann um acht Uhr entschieden jetzt richtig aufzustehen, nachdem ich den Sekunden beim Verstreichen zugesehen habe. Punkt acht Uhr. Es ist Samstag. Da stehe ich nicht vor acht Uhr auf. Man muss Prinzipien haben.

Neun Uhr. Da hat die Apotheke auf.

M. nochmal angerufen und in den Plan eingeweiht.

Ja, mach das so! Dann geh nach G..!

Gescheite Schuhe an, Zähne putzen, Mütze, Schal, Mantel, Tasche, schnell noch die Unterlagen zur IVF eingepackt und das Päckchen Corpus delicti, um das es geht – man weiß ja nie – und ab geht die Post.

Vielleicht möchte ich heute ins Separee – ins Apotheken-Separee für eine diskrete Beratung. Muss ja nicht gleich das ganze Dorf wissen, dass wir das einfachste von der Welt einfach nicht hinkriegen. Hoffentlich ist die eine nicht da. Die, die ich kenne und meine Eltern und meine Oma... Ob da mein Geheimnis wirklich sicher ist?

Glück gehabt. Nur einer vor mir und es kommt niemand dazu. Meine „Freundin" ist im Hinterzimmer am Telefonieren. Das passt.

Flucht nach vorne! Auf geht's!

Und wieder die ganze Leier. Das Ergebnis diesmal! Echtes Mitleid! Ich weiß nicht, ob mir das besser gefällt.

Geben kann ich es Ihnen nicht, das ist ja verschreibungspflichtig.

Ich weiß! Aber vielleicht haben Sie eine Idee, wie ich an ein Rezept kommen könnte. Ich weiß mir nicht mehr zu helfen. Die Ärzte haben mich alle hängen lassen.

Also die Klinik im Nachbarort G. hat Notdienst für S.. Ich weiß aber nicht, ob denen das vielleicht zu heikel ist und die Sie gleich in die Frauenklinik weiterschicken.

Wo ist die?

In K. ist eine und in L., glaub ich.

OK. Haben Sie vielleicht einen Pipitest, der in so einer Situation auch funktioniert?

Ja, da können Sie einen ganz normalen Schwangerschaftstest nehmen.

Gut…

Soll ich Ihnen das noch bestellen? Dass es da ist, wenn Sie ein Rezept haben, wir sind heut nur noch bis halb eins da.

Und wenn ich es nicht brauche?

Dann geht's wieder zurück.

Das ist gut, ja! Und wann geht's zurück?

Am Montag.

Können Sie das auch noch ein paar Tage länger behalten, bis Mittwoch vielleicht? Ich bin mir nämlich nicht sicher, ob wir das so hinkriegen.

Ja, klar.

Hier Ihr Abholschein. Und was ist jetzt mit dem Test?

Ich nehme einen mit.

Macht dann 6,95 €.

Noch ein Schnäppchen. Dachte der wäre teurer in der Apotheke.

Was ist eigentlich, wenn man so eine Tablette nicht nimmt? Vor lauter Stress vergisst? Ich glaube, ich hab auf den Packungsbeilagen gelesen, das wäre nicht tragisch….

Jetzt geht's ans Eingemachte. Pipitest.

Ich mache beide. Erste den alten abgelaufenen. Dann den neuen. Der neue springt erst bei einer zweieinhalb so hohen Konzentration von HCG im Pipi an. Uhiiii…. Ob das schon funktioniert bei mir. Der andere ist vielleicht zu empfindlich und erkennt noch die Reste vom Eisprungauslöser.

Egal, ich hab nichts zu verlieren.

Ich wühle mein allein für solche Situationen ausgewähltes und im Bad verstautes Glas hervor. Ist schon eingestaubt, das gute Ding. Befreit vom Staub wird's mit Pipi und Progesteronresten gefüllt. Ob sich die auf das Ergebnis auswirken? Nee, das testet ja nur HCG. Vorsichtig das Glas gut zugjänglich auf einem Blättchen Toilettenpapier abgestellt. Nochmal Gebrauchsanweisung lesen, eintauchen, nur bis zum Pfeil 21, 22,23,…, jetzt 3 Minuten warten. Stoppuhr stellen. Rumhippeln, rüber und nüber, vor und zurück, bis endlich das Ding klingelt. Und:

Negativ.

Toll!

Herz in der Hose, eigentlich schon in den Schuhen, Enttäuschung.

Mir wars doch schlecht. Ist es doch….

Soll ich den zweiten dann überhaupt noch machen? Da sieht man gar nichts.

Ja, sicher ist sicher!

Das Gleiche nochmal: Gebrauchsanweisung: Am besten mit Morgenurin. Das ist lange vorbei. Ansonsten alles nochmal und diesmal drei bis fünf Minuten warten. Eine EWIGKEIT.

Ich nehme vier.

Gut, dass das Pipiglas vorm Test steht, dass ich nichts sehen kann, bervor es klingelt.

Das brauche ich ja nicht mehr. Das kann ich wegkippen. Ist ja schon bissl unhygienisch das länger wie nötig da rumstehen zu lassen. Also weg damit. Nicht gucken! Ein kurzer Blick...da ist nichts.

Nicht gucken!

Es klingelt. Enttäuscht nehme ich das Ding in die Hand, dass ich es nochmal schwarz auf weiß oder wohl eher weiß auf weiß sehe.

Aber was ist das? Ist da etwa eine ganz ganz zarte hellrosa Linie? Oder ist das schon zu spät zum Schauen? Verfälschtes Ergebnis? Nein, ich hab doch nur vier Minuten eingestellt.

Vielleicht ein bissl schwanger?

Aber der springt doch erst bei der zweieinhalbfachen Konzentration an. Und auf dem anderen ist nichts? Huch, doch da ist jetzt auch was. Aber zu spät, das ist bestimmt schon verfälscht.

Was heißt das jetzt? Ein bissl schwanger?

Bringt mich aber mit meinem Zäpfchenproblem auch nicht weiter.

Muss ich doch noch nach G. fahren?

M. nochmal angerufen und auf den neusten Stand gebracht.

Ich hab jetzt zwei Pipitests gemacht.

Und?

Der eine ist negativ, das war der alte abgelaufene. Der andere ist vielleicht ganz leicht positiv. Ich weiß es nicht.

Ja, dann fahr nach F.! Hast du ein Auto?

Ja. Weißt du, die haben ja auch ein Labor, vielleicht können die dann einfach nochmal Blut nehmen und testen. Dann warte ich halt zwei Stunden, aber dann wissen wir Bescheid.

Ja, stimmt.

Aber dann weiß ich immer noch nicht, was mit den Medikamenten ist...

Sag mal, was ist eigentlich, wenn du eine Pille nicht nimmst...

Ja, das hab ich auch schon überlegt...ich glaube, das ist nicht so schlimm...

Wieder wird Dr. WWW zurate gezogen.

Nee, also das scheint wohl wirklich kein großes Problem zu sein. Aber, ob das stimmt? Wenns geklappt hat und es liegt an der einen scheiß Tablette, dass was passiert oder sonst was, dann würde ich mir so in den Arsch beißen.

Ich weiß. Fahr nach G..

OK. Mach ich.

Ich könnte da ja mal anrufen, ob überhaupt jemand da ist. Und ob die mich behandeln oder gleich in ne Frauenklinik abschieben.

Asklepiosklinik G..

Brechtel-Franz, guten Morgen. Ist jemand von der Gynäkologie da?

Klingeln.

Station 123, Schwesternschülerin DEF, hallo.

Brechtel-Franz, guten Morgen. Bin ich in der Gynäkologie?

Ja!

Können Sie heute einen Schwangerschaftsbluttest durchführen.

Oh, das weiß ich nicht, da muss ich Sie weiter geben.

GHI hallo?

Brechtel-Franz, guten Morgen. Bin ich noch in der Gynäkologie?

Ja.

Können Sie heute einen Schwangerschaftsbluttest durchführen. Ich bräuchte eventuell neue Medikamente wegen einer IVF.

Oh, da gebe ich Ihnen mal den diensthabenden Arzt.

JKL, guten Tag?

Brechtel-Franz, hallo! Spreche ich jetzt mit dem Arzt?

Können Sie heute einen Schwangerschaftsbluttest durchführen?

Nee, das geht nicht. Warum?

Ich habe eine IVF durchführen lassen. Mein Arzt hat mich hängen gelassen, ich habe noch kein Ergebnis vom Bluttest und meine Medikamente reichen nicht mehr bis Montag.

Zu welchem Arzt gehen Sie denn normalerweise?

What?

In M..

Und wo wohnen Sie.

In S.?

Ahja, und was für Medikamente nehmen Sie?

Östrogen, Progesteron, Aspirin und Thrombosespritzen.

Ja, Aspirin müssen Sie sich einfach in der Apotheke kaufen, das kann ich nicht verschreiben…

Der will auch nicht wirklich.

Jetzt anders herum: Was ist denn, wenn ich morgen Abend keine Tablette nehme und dann am Montag direkt ein neues Rezept hole und wieder ganz normal Progesteron nehme?

Natürlich nur, wenns geklappt hat. Ansonsten hab ich eh kein Problem.

Das macht nichts! Dann nehmen Sie am Montag einfach zwei!

Gut, dann mach ich das so!

Die Welt kann so einfach sein!

Aspirin kauf ich jetzt auch keins. Ich nehme Thrombosespritzen, das wird wohl reichen.

Und auch das wären dann nur zwei Tage ohne Aspirin. Scheiß drauf. Das ganze Hin-und-Her, Rumgeeiere, die Aufregung, der Stress ist für mich und die Krümel viel anstrengender und entsprechend schlechter, wie zwei fehlende Aspirin und ein fehlendes Progesteronzäpfchen von dem die Hälfte eh in der Unterbux landet.

Hau! Ich habe gesprochen.

Wenn man sich mal entschieden hat, läufts! Und es fühlt sich noch besser an. Bestimmt auch, weil ich eigentlich alles selbst gemacht habe und auch selbst die brennende Idee und damit die Lösung hatte.

Herrlich. So entspannt war ich schon lange nicht mehr.

Und macht euch darauf gefasst: Am Montag ab acht Uhr gibt's Telefonterror.

Was ich nämlich immer noch nicht weiss: Schwanger? Oder nicht?

Das hält mich natürlich nicht davon ab, im WWW zu ermitteln, was eine ganz zarte Linie denn jetzt bedeuten könnte...

Nach herrschender Meinung: Schwanger! Stärke der Linie wäre egal.

Außerdem würde der HCG-Pipiwert dem HCG-Blutwert um einige Tage hinterherhinken...

Es ist Montag!

Nach einem gemütlichen Käffchen versuche ich um 9:30 Uhr mein Glück – montagmorgens um 8:00 Uhr kommst du eh net durch! Keine Chance! Und das Geleier von wegen Termin online machen und alle Leitungen belegt , vielleicht Email schicken, die keiner beantwortet, will ich mir heute nicht öfter

als nötig anhören. Vielleicht soll ich ja auch wieder den Krankenwagen anrufen...

Ich fordere mein Glück heraus und wähle, es klingelt...

Wir sind gleich für Sie da, Sie werden weitergeleitet....

Es klingelt wieder...

Praxis Soundso, MüllerMeyerSchmidt, guten Morgen.

Brechtel-Franz, guten Morgen. Ich hätte gerne die Ergebnisse vom Schwangerschaftsbluttest.

Ja klar, einen Moment...

Und es dauert auch wirklich nur einen Moment.

Ah, da haben wirs! Die sind gut!

Und was heißt das jetzt?

Sie sind schwanger!

Ehrlich? Wirklich?

Ja, das ist 105. Das ist eindeutig.

Das ist OK, oder?

Ja, herzlichen Glückwunsch!

Danke...schönen Tag!

Das gleiche für Sie, tschüß!

Wirklich schwanger! Tatsächlich! Ich kanns gar nicht glauben. Wie ist das denn passiert?

Ruhe bewahren. Tief durchatmen.

Wem sag ich denn jetzt Bescheid? M.!

Hi!

Hi?

Und?

Positiv!

Hats geklappt?

Ja!

...

Hast du dem Dok schon geschrieben?

Mach ich jetzt! Brauch dann auch noch Medikamente, wenn ich weiß, welche...

OK. Wir sprechen heute Abend weiter!

Ja gut!

Echt! Mehr geht in dem Moment nicht! Echt nicht!

So jetzt aber, dann endlich die SMS nach Litauen.

Und noch ne zweite hinterher, weil ich meinen Namen vergessen habe, und er ja wahrscheinlich nicht alle Telefonnummern seiner Patientinnen eingespeichert hat…

Das könnte auch der Grund sein, warum ich auf die vorherigen keine Antwort bekommen habe. Die waren auch anonym…

Da klingelts auch schon:

Guten Morgen, Tina!

Guten Morgen!

Herzlichen Glückwunsch!

Vielen Dank!

Ich bin wirklich froh, dass es so gelaufen ist.

Ich auch!

Wie hoch waren denn die Werte?

HCG war bei 105.

Oh, das ist wirklich gut!

Ich hoffe es.

Gut. Also, die Medikamente erstmal so weiter nehmen wie gehabt. Ich schicke dir heute Abend noch eine Email, mit den genauen Anweisungen.

OK! Vielen Dank!

Alles Gute, also!

Das gleiche für dich. Frohe Weihnachten, einen guten Start ins neue Jahr und Grüße an das ganze Team!

Werde ich ausrichten. Bye!

Bye, bye.

Da klingelt auch schon wieder das Telefon, meine Papa:

Und?

Ja….

Bist du jetzt schwanger?

Ja.

Oh! Ehrlich! Das freut mich so!

Ein Freudenschrei und er weint! Ist halt doch mein Papa! Mein lieber, lieber Papa.

Ich rufe gleich die Mama an!

Jetzt müsste ich eigentlich auch die Schwiegermutter anrufen. Mach ich auch. Gleiches Recht für alle.

Hallo, Elke! Ich bins Tina…

Hallo!

Ich wollt nur kurz sagen, dass ihr euch demnächst - wenn alles gut läuft – Oma und Opa schimpfen dürft.

Oh…Schön…, da muss ich gleich den Erwin anrufen!

Ja, mach das!

Wir telefonieren heute Abend!

Ja, machen wir!

Schön irgendwie, wie sich alle freuen…

So, jetzt muss ich mich aber endlich noch um meine Medizin kümmern! Die hab ich ja immer noch nicht.

Ich mach jetzt einfach mal einen Versuch bei meinem Hausarzt im Ort. Aber ich rufe nicht an! Ich gehe persönlich hin.

Also wieder die ganze Leier.

Er könnte mir da echt aus der Patsche helfen, weil ich erst morgen einen Termin bei meinem Frauenarzt habe.

Schön hier, so wenig los. Besser als sonst irgendwie…muss ich mir merken.

Na, das wäre ja eine schöne Nachricht so kurz vor Weihnachten.

Oh, ja…

Ich weiß ja, Sie waren ja schon fast verzweifelt beim letzten Mal…

Stimmt…

Ich erzähle ihm so bissl meine Geschicht, auch ganz nebenbei, dass sich die Verwachsungen im Darm als Endometriose herausgestellt haben – ich war wegen den Schmerzen nämlich auch schon bei ihm und seine Frau ist Gynäkologin, da hieß es Verwachsungen im Darm, da hatte ich eigentlich mehr erwartet, muss ich wirklich sagen….

Er macht sich noch ein paar Notizen, Frauenarzt usw. und ich spaziere mit meinem Rezept direkt in die Apotheke.

Ich glaube, das hat ihm auch ein bissl Spaß gemacht so vor Weihnachten. Mal was Schönes, Anderes.

So, schön weiter brüten jetzt.

Ich brauch ja eigentlich auch ein neues Mantra: Wachsen, entwickeln, einnisten ist ja nimmer. Ist ja eingenistet. Also nur noch „Wachsen, entwickeln." Nee, das passt nicht in den Rhythmus vom alten. Muss drei Wörter haben. Dann halt „Wachsen, entwickeln, wachsen." Wachsen ist doch nie schlecht. Ja, das geht besser über die Lippen…

Aber irgendwie ist das komisch: Ich weiß es! Ich kenne den Wert. Alle freuen sich. Aber ich kann noch gar nicht so richtig. Es ist nicht so, dass ich jetzt zweifle, ob ich das hinkriege oder mir Gedanken mache, wie das mit einem Baby läuft. Nein, ich traue mich nicht. Ich kann nicht. Ich bin gehemmt.

Ich kann mein Glück nicht glauben! Ich kann das noch gar nicht richtig raus lassen.

Ich bin vorsichtig.

Gut, dass die Übelkeit das für mich erledigt. An die glaube ich. Die spüre ich. Und das schon wieder ein bisschen stärker.

Morgen zum nächsten Termin. Wegen Medikamenten. Im Ultraschall sieht man ja wohl noch nichts…oder vielleicht doch?

Zur Feier des Tages schenke ich mir beim Bestellen des letzten Weihnachtsgeschenkes im Blumenladen eine wunderschöne weiße Rose. Ganz für mich alleine! Nein, für uns alle! Es gibt ja jetzt anscheinend tatsächlich ein „Wir"! Ja, ich bin wirklich ein „Wir".

Ich laufe pünktlich in die Praxis ein – und warte dann dort fast eine Stunde. Zwischendurch habe ich einer Patientin zugesehen, wie sie nach mir aufschlägt und eigentlich direkt in die Behandlung durchgeht. Da stimmt doch was nicht….

Nicht aufregen.

Ich sollte mir angewöhnen immer etwas zu trinken in der Handtasche zu haben. Ich hab Brand. Die anderen Schwangeren machen das auch so. Die anderen Schwangeren…

Musik in meinen Ohren.

Mein Telefon klingelt. Das ist irgendwie immer peinlich im Wartezimmer, finde ich. Gut, dass es hier wirklich niemanden zu interessieren scheint. Die sind alle mit dem was sie tun oder mit sich selbst beschäftigt. Nach einigen hysterischen Klinglern und wildem Wühlen in meiner riesengroßen und bis obenhin gefüllten Handtasche finde ich tatsächlich das heißbegehrte Gerät.

    Brechtel-Franz?

    Praxis XY, M., B guten Tag..

    Ja, hallo…wir können uns eigentlich auch zuwinken…

Winke, winke.

    Hallo…

    Hallo…

Sie kommt rüber, eigentlich wollte ich ja gar nichts mehr sagen, hat sich ja alles positiv entwickelt. Großzügig darüber hinwegsehen.

    Es tut mir leid, ich hab Sie am Freitag nicht vergessen, aber mein Sohn hat sich in der Schule den Ellenbogen gebrochen, da musste ich dann hin…

Ja, selbst wenn ich noch was hätte sagen wollen, was hätte ich jetzt noch sagen sollen? Nichts. Klar, da muss sie natürlich hin. Ich bin in meinem Verhalten aber doch etwas zurückhaltender als sonst. Sie kann trotz allem ruhig wissen, dass es für mich auch kein guter Tag und ein anstrengendes Wochenende war.

    Oh…ja…schlimm…ist OK…

    Aber das Ergebnis wissen Sie?

Ja…wir können noch gar nicht richtig glauben….ich hab dann ja auch n Pinkeltest gemacht am Wochenende…

Ja…und?

Nix!

Nix? Hat nichts angezeigt?

Nö, nichts, vielleicht ne ganz ganz schwache Linie…

Irgendwann, geht's dann auch für mich los.

Mein Arsenal an Medikamenten um meine Hausapotheke aufzufüllen bekomme ich ohne Probleme. Er hält sich genau an die Anweisungen meines Litauers. Sehr schön! Ohne Kompetenzgerangel. Ein zwei Zwischenfragen, ob ich mit etwas Probleme habe oder das dort Standard ist, aber sonst nichts. Jetzt läufts! Und zwar wie ein warmes Messer durch die Butter!

Klar auf dem Ultraschall sieht man noch nichts. Das eine könnte zwar was sein, aber auch nicht.

Ganz ehrlich? Ich hab da gar nichts gesehen!

Die Kinderwunschler sehen da immer ganz schnell ganz viel, aber ich will da nicht zu voreilig sein.

Genau das mag ich an dem Mann: Pragmatisch, bodenständig, bauscht nicht auf, ist eher zurückhaltend und vorsichtig, wenn man es sein muss oder sollte.

Ja, die Eierstöcke sind riesig und da sind auch einige Züsten…

Na, prima.

Das heißt gar nichts. Die entwickeln sich normalerweise einfach wieder zurück.

Wieder was gelernt.

Also, wenn irgendwas ist, ich bin zwischen den Jahren da, falls Blutungen oder so auftreten, melden Sie sich am besten direkt bei mir, dass wir da direkt nachschauen können, was los ist.

Ich hoffe nicht.

Ja, klar! Aber die großen Eierstöcke können sich um sich selbstdrehen...

Ja...gut...

Dann nehmen wir nochmal Blut, die HCG-Werte müssen dann ja steigen. Die Werte sind schon sehr hoch, das spricht schon dafür, aber das könnten auch noch die Reste von der Einsprungspritze sein. Man sieht ja noch nichts, aber ab 15.01. machen wir dann nochmal einen Termin für den Ultraschall, da müsste man dann schon das Herzchen schlagen sehen...

Das Herzchen schlagen sehen...toll!

Und sonst? Wie geht's Ihnen?

Gut...wir trauen uns zwar noch gar nicht so richtig uns zu freuen. Aber gut! Sehr gut!

Das kann ich gut verstehen. Wie viele haben Sie denn eigentlich einsetzen lassen?

Zwei Embryos und eine Blastozyste.

Na, dann hoffen wir, dass sich einer oder zwei festsetzen.

Zwei wären super!

Nochmal Blut abgegeben. Wieder bei der Netten. Sogar ohne mein Zutun. Noch nicht mal pumpen, eine Faust oder sonst was...

Im gleichen Raum wird ein Herzschlagdings – wie heißt das denn richtig? CTG? – gemacht bei einer zukünftigen Zwillingsmama. Wie das pochert! Wahnsinn. Und so laut! Und so schnell! Bam, bam, bam, bam, bam...Und das Ganze gleich zweimal.... Faszinierend!

Ich nehme mir noch widerwillig ein Paket mit Informationen für Schwangere mit, ich wills ja nicht herausfordern und trau mich nicht so richtig, aber die Informationen wegen „Essen oder nicht essen, das ist hier die Frage!" sind da drin und die brauch ich. Bin ja Neuling.

Zu Hause bin ich dann voll darüber informiert, was für Untersuchungen die Krankenversicherung bezahlt, welche nicht, welche man aber trotzdem machen kann und was sonst noch alles in der Praxis angeboten wird. Tja und meinen neuen Essensplan stelle ich mir bei Windelherstellern, in Hibbelforen und auf Schwangerschaftsseiten online zusammen.

Am nächsten Tag bin ich mit meinen 9:30 Uhr-Anrufen und Blutwerten in Erfahrung bringen nicht erfolgreich.

Nachmittags erreiche ich dann endlich jemand, nachdem ich auf die Email mit der Bitte um Mitteilung der neuen Blutwerte keine Antwort bekomme – wieder einmal.

> Oh...die sind noch nicht da...aber ich weiß auch nicht warum...ich kann versuchen, später mal im Labor anzurufen, aber ich kann Ihnen nichts versprechen, hier ist die Hölle los.

> Nee, ist gut, lassen Sie das. Die kommen dann ja morgen auf jeden Fall mit, oder?

> Ja!...Vielen Dank!

Neuer Tag, neues Glück.

> Also, die sind jetzt bei 109.

Oh, das ist aber arg wenig gestiegen. Nur 4 Einheiten.

Und wie ist das so?

Das ist vom Arzt abgehakt, das ist im normalen Bereich...

Sicher?

Wie weit sind Sie denn?

Das kann ich Ihnen nicht sagen. Das war eine künstliche Befruchtung. Ich kann Ihnen den Tag der Befruchtung und vom Transfer sagen.

Ich versuche trotzdem mal zu rechnen... Wann war denn der erste Tag Ihrer letzten Periode?

Mädchen, das wird so nichts.

Am 06. November, aber ich glaube nicht, dass Sie da was ausrechnen können. Ich hatte dann noch künstliche Wechseljahre und die Hormonbehandlung.

Ja, wohl eher nicht...

Na, dann benehme ich mich wohl einfach weiter so ordentlich, wie wenn ich schwanger bin...oder?

Ja!

Gut. Ich brauch dann noch einen Termin nach dem 15. Januar beim Herr Dr. S.

Das geht nicht!

Was? Wieso das denn jetzt? Will die mich jetzt auch noch verarschen?

Der Dr. S macht keine Schwangeren.

Ich weiß ja jetzt irgendwie wieder noch gar nicht, ob ich das bin.

Aber er hat doch gesagt, ich soll dann einen Termin machen, weil man dann...

Ah, da muss ich nochmal fragen...

...

S, hallo?

Brechtel-Franz, guten Morgen!

Guten Morgen, ja also das HCG ist zu niedrig, das hätte viel stärker steigen müssen. Es könnte noch sein, dass es ein Spätstarter ist, weil von der Eisprungspritze ist es wohl nicht mehr.

Dann wäre er wohl gefallen...

Wir machen dann am 28.12. nochmal einen Bluttest, dann habe ich die Ergebnisse am 29., dann müsste da auf jeden Fall etwas passieren.

Blupp! Weg ist sie die Seifenblase.

Ist das OK?

Ja...klar...

Was soll ich denn auch anderes machen? Oder sagen? Muss mich ja irgendwie dran halten, was ich von meinem Arzt geraten bekomme.

Könnte natürlich auch sein, dass Sie Blutungen bekommen. Wenn die nicht stärker als die normalen Monatsblutungen sind, brauchen Sie sich keine Sorgen zu machen.

Na klar, das auch noch.

Und Medikamente nehmen wir natürlich auch weiter, wie wenn alles läuft.

Scheiße, jetzt muss ich wieder allen, also den paar, die es wissen, erklären was Sache ist. M. ist da ja keine große Unterstützung. Und was ist unser nächster Schritt, wenns wieder nicht geklappt hat?

Nochmal? Erstmal nicht? Wo? Deutschland oder Litauen? Ich brauche so viel Urlaub.

Und das schöne Essen! Das schöne, schöne Essen! Jetzt muss ich an Weihnachten auf die ganzen schwangerschafts-unverträglichen Schleckereien verzichten. Beim Heilig-Abend-Dessert musste ich auch schon switchen. Anstatt Eis von der gebrannten Mandel, mit Bratapfel und Schokocookie gibt es jetzt Spekulatiustiramisu - wegen den rohen Eiern im Eis. Zum Glück war das Tiramisu-Rezept ganz ohne Eier. Meiner Meinung nach kein guter Tausch! Naja, ist ja für einen guten Zweck – Hoffentlich...

Was mich aber jetzt grade viel mehr fuchst: So oder so, darf ich mir jetzt noch einen Fünften und vermutlich sogar einen Sechsten aussuchen, der da unten rumfuhrwerkt. Weil die Kinderwunschler machen das ja auch nur bis zum klinischen Feststellen der Schwangerschaft, also bis man auf dem Ultraschall etwas sieht. Prima!

Da sagt selbst meine Mama:

Das ist aber auch komisch mit den Ärzten...

So langsam, weiß ich gar nicht mehr, wohin ich gehen soll. In der Nähe hab ich so gut wie alles abgeklappert.

Das hört sich an, wie wenn man beim Discounter seines Vertrauens alle Filialen in der näheren Umgebung abgeklappert hat, um am späten Freitagnachmittag noch eins von den Donnerstagsangeboten zu erwischen, weil man das unbedingt braucht.

Und meine schöne weiße Rose: Sie sieht immer noch wunderschön aus! Gleichmäßig, fast geometrisch, kerzengerade, reinweiß. Und jedes Mal, wenn ich sie ansehe, freue ich mich zuerst kurz an ihrem grandiosen Auftritt und sacke dann jedes Mal ein bisschen in mich zusammen und werde einen Zentimeter kleiner, wenn ich mich daran erinnere, warum ich sie ursprünglich gekauft habe...

Die Hoffnung stirbt zuletzt. Ich bleibe bei meinem Mantra. Rede mit den Krümeln, benehme mich essens- und trinkenstechnisch ordentlich und trotzdem: Es sitzt so unterschwellig eine Angst in dir: Nämlich die, dass es wirklich nicht geklappt hat.

Man macht sich auf das Schlimmste gefasst und hofft doch bis zum Schluss das Beste.

Zu allem Überfluss, bleiben jetzt auch das Ziehen und die Rückenschmerzen aus. Fühlt sich wohl eher an, wie wenn ich meine Tage bekäme... Und die Übelkeit? Ist nicht mehr der Rede wert.

Schon traurig irgendwie.

Aber ich lasse mich nicht unterkriegen.

Man muss an etwas glauben, damit es auch passiert! Man muss an seine Ziele und Träume glauben.

Ich glaube!!!

Bis zum Schluss. Bis zum bitteren Ende. Bis tatsächlich wissenschaftlich bestätigt ist, dass es so ist, wie es dann eben ist!

Ich glaube!!! Sowas von!

Wir machen jetzt erstmal Weihnachten und dann einen – dritten – Bluttest.

Am 28.12. schäle ich mich früh aus dem Bett, dass ich pünktlich um 8.00 Uhr in der Praxis bin.

Ah, Sie kommen dann morgen auch nochmal, gell?

Davon weiß ich nichts!

Das steht da. Das hat der Arzt so rein geschrieben.

Ich weiß trotzdem nichts davon!

Haben Sie morgen keine Zeit?

Doch! Aber ehrlich gesagt keine Lust!

Schon wieder ne Rundfahrt. Ist ja nicht so, dass die Praxis grad um die Ecke ist. Ich bin mindestens 2 Stunden unterwegs. Und dann muss in dem Laden hier alles rund laufen.

Da guckt sie jetzt aber mal! Das hört sie wohl auch nicht so oft.

Warum soll ich denn nochmal kommen?

Das steht hier. Zum Besprechen wahrscheinlich…

Wir machen mal den Pieks zwischenrein. Nachdem ich noch ein paar Minuten im dunklen Zimmer gewartet habe.

Irgendwann kommt mir in den Sinn, dass ich vielleicht tatsächlich persönlich vorbeikommen sollte. Ansonsten bekomm ich ja wieder keine vernünftige Auskunft von den Schnecken.

Gibt's denn noch frei Termine morgen?

Ja, der Doktor kommt um 10.00 Uhr, ich kann Sie um 11.00 Uhr eintragen.

Was macht man denn, wenn die Werte nicht gut sind? Ne Eileiterschwangerschaft kanns ja nicht sein.

Ja, dann müssten Sie wieder in die Kinderwunschklinik gehen…

Mein Gott! Die hat ja gar keine Ahnung! Das sag ich ihr nicht, stattdessen:

Das ist schwierig. Das war im Ausland. Ich habe dort ein Jahr gelebt.

Warum muss ich mich eigentlich immer rechtfertigen? Ich habe dort gelebt. Wir waren nicht da, weil dort das ganze Prozedere billiger ist!

Fragender Blick mit Kuhaugen. Die werden immer größer...

Ja, was machen Sie denn bei einer Normal-Schwangeren, wenn die Werte nicht steigen?

Dann müsste man wohl ne Ausschabung machen....

Hilfloser Blick zur Kollegin.

Nee, nicht unbedingt. Haben Sie Blutungen?

Nein, aber eine Anfahrt von 40 Minuten, wenn alles gut läuft.

Ja, dann rufen Sie doch einfach kurz vor zehn Uhr an und dann entscheiden Sie, ob Sie kommen oder nicht.

Ja und wenn die Werte gut sind, dann kommen Sie nochmal.

Was? Wenn Sie gut sind? Warum das denn?

Panik im Gesicht.

Rufen Sie einfach morgen an, dann entscheiden wir das.

Gut. Aber wenns schlechte Nachrichten sind, müssen Sie dann meine schlechte Laune aushalten.

Das schaffen wir schon.

Da bin ich ja mal gespannt. Wie ein Flitzebogen.

Aufm Heimweg, fällt mir dann schon ein, dass ich mir dann auch noch ein Auto organisieren muss, weil M. über Nacht mit seinen Kumpels unterwegs ist und bestimmt nicht schon um 10.00 Uhr auf der Matte steht. Toll!

Ich hab langsam keine Lust mehr! Ich fühle mich schlecht behandelt. Dabei wünsche ich mir doch „nur" ein Baby. Die angeblich einfachste Sache der Welt. Die jeder hinbekommt. Außer mir. Andere haben schon zwei. Oder stellen sich dran. Und wir? Wir basteln noch am ersten. Die Welt ist ungerecht.

Und wenn ich sage, dass ich nicht ins Kinderwunschzentrum gehen kann, weil das im Ausland war, ziehen sich gleich die Augenbrauen hoch und ich fühle mich wie ein Schwerverbrecher in Erklärungsnot, warum ich dann gleich dazufüge, dass ich dort gelebt habe und nicht darauf aus war, irgendwelche verbotenen Behandlungen in Anspruch zu nehmen.

Wenigstens fällt mir dann noch ein neues Mantra ein – dreiteilig natürlich: „Wachsen! Enwickeln! Verdoppeln!"

Warum bin ich da nur nicht früher drauf gekommen?

Irgendwie klappts, ich hab ein Auto und mach mich auf den Weg und bin pünktlich. Nicht zu früh und nicht zu spät. Das reicht um nochmal schnell zur Toilette zu gehen.

Normalerweise. Wenn man nicht zehn Minuten an der Anmeldung warten muss, bis man endlich sagen kann, dass man da ist. In Mitten von dem ganzen Gewusel. Alte, Schwangere, Paare mit Kinderwagen und unendlich viele Kinder. Wieso sind die denn alle da? Wohl keinen Babysitter gekriegt. Sind ja Ferien. Pinkeln muss ich immer noch, aber meinen Platz in der Schlange gebe ich nicht auf. Aushalten.

Irgendwann kommt dann endlich die zweite Dame dazu. Die von gestern.

Ah, hallo, sind Sie doch gekommen?

Ja, bei dem Chaos, das hier herrscht, ist das wohl auch besser, oder?

Mhhmmmm...ja.... Haben Sie noch gute Laune?

Sowas kann man sich merken, gelle?

Ja…bis jetzt schon…aber ich muss ganz dringend wohin.

Na, dann gehen Sie mal.

Ich bin schon unterwegs.

Auf dem Rückweg krieg ich dann nochmal ein Klemmbrett, weils eine neue Abrechnungsstelle gibt und noch bevor ich das ausgefüllt habe, komm ich auch schon dran. Ich schmeiß das Klemmbrett noch schnell auf den Tresen und wackle dem Doc hinterher.

Und haben Sie schon was gemerkt?

Oh, mein Gott! Es hat wirklich geklappt!

Nee….

Ganz zarghaft krieg ich das über die Lippen.

Naja, also der Wert ist gefallen. Er ist nur noch bei 25.

Puff! Seifenblase am Arsch. Riesen Loch und ganz winzig in der Mitte ganz unten am Boden kauert die kleine Tina in sich zusammengesunken und traut sich gar nicht darüber nachzudenken, wie sie es irgendwann, irgendwie wieder schaffen soll, da herauszukommen.

Kommen Sie damit allein klar oder brauchen Sie Hilfe?

Ja, das geht schon. Ist ja nicht das erste Mal.

Das müssen Sie aber nicht! Ich bin für Sie da. Sie können mich gerne kontaktieren, wenn etwas ist.

OK.

Die Medikamente können Sie dann absetzen. Sie werden dann auch Ihre Tage kriegen.

Ja, wahrscheinlich…

Das ist so!

Mein Gott, ich weiß! Aber ich sitze hier und versuche mich noch kurz zusammenzureißen und irgendwie Konversation zu betreiben.

Also die Erfolgsquote geht bis zum dritten, vierten Versuch nach oben, dann fällt sie ab. Aber Sie sind ja dann noch in der steigenden Kurve.

Ja, die Versicherung bezahlt auch 4 Versuche.

Ja, das machen die meistens so...

Ich muss dann halt auch genau timen, weil mein Mann ja noch im Ausland ist.

Noch ein bissl Geplänkel über Kinderwunschzentren, operieren, künstliche Wechseljahre, Spritze, Pille usw.

Mir wäre es ja im Moment am liebsten, wenn das Ganze auf einmal erledigt wird.

Kaiserschnitt und raus mit dem ganzen Schmodder.

Das geht nicht! Beim Kaiserschnitt sind die Bauchschlagadern so groß.

Er zeigt mir seine abgespreizten kleinen Finger beider Hände.

Und die sind normalerweise nur so dick wie Bleistiftminen...Ein Kaiserschnitt ist eine reine Not-OP. Da wird nur das Nötigste gemacht, was gemacht werden muss.

Prima! Das klappt also auch nicht! War ja klar!

Ich verlasse das Zimmer.

Vielleicht wird das nächste Jahr besser für Sie.

Ist ja nimmer lange.

Zusammenreißen. Jacke anziehen. Schal. Mütze. Autoschlüssel aus der Tasche kramen.

Und? Ist alles in Ordnung?

Klar, jetzt haben die zwei Schnallen natürlich nichts zu tun und sehen mich beide.

Nee! Nichts ist in Ordnung.

Oh! Das tut mir leid.

Trotzdem weiterhin alles Gute..

Die zwei sind wirklich betroffen. Ich bekomme noch die Tür aufgehalten und mach mich auf meinen Weg die Treppen nach unten zum Auto.

Auf der Heimfahrt laufen dann die Tränen. Zum Glück hab ich meine Sonnenbrille auf. Muss ja nicht jeder sehen. Eigentlich ein viel zu schöner Tag für so schlechte Nachrichten!

Mir laufen grad schon wieder die Tränen beim Schreiben.

Zuhause angekommen versuche ich Haltung zu wahren. Das klappt nur bedingt. Zu allem Überfluss, zur Trauer, Enttäuschung, Wut, Schmerz kommt dann noch dazu, dass wir zwei uns noch die Köpfe einschlagen.

Warum überhaupt? Ist doch völliger Quatsch? Wir sitzen im gleichen Boot.

Allen Bescheid sagen, ich will das, diesen Versuch, noch im alten Jahr abschließen. Zwischendurch schon wieder Überlegungen, was wir weiter machen.

Wie lange oder wie oft hält man das eigentlich aus? Wie oft verträgt eine Beziehung so einen emotionalen Stress?

Wenn man nicht erfolgreich ist, bleiben dann die Fragen bis ans Lebensende? Oder Selbstvorwürfe? Dieses Leer-Gefühl in der Herzgegend. Kommt das immer wieder? Oder kann man sich so damit arrangieren, dass man damit lebt? Gut lebt. Ohne bei jedem angekündigten Baby oder sonst was in alte Muster zurück zu fallen…

Will ich das? Was will ich? Was wollen wir? Was geht? Was halten wir aus?

Ich friere. Die Gänsehaut wandert von den Zehen, über die Oberschenkel, Bauch bis zur Nasenspitze.

Ich sammle alle Medikamente ein und verstaue sie dort, wo ich sie nicht mehr sehe.

Die Rose kommt in den Kompost. Sieht auch nicht mehr schön aus.

Hätte ich dieses Verdoppelungs-Mantra nur schon früher zusammengebastelt bekommen…

Die letzte Spritze setze ich mir noch heute Abend, dann ist der Karton leer und irgendwie hab ich das Gefühl, es könnte irgendwie von Vorteil sein.

Was mach ich jetzt mit all den Medikamenten? Kann man die zurückgeben? Oder Spenden? Ist ja teilweise noch nicht einmal angepackt. Hält aber auch, falls wir nochmal ansetzen. Aber ein Teil gehört in Deutschland wohl nicht zum Standard.

Am Abend bekomm ich noch einen Anruf. Eigentlich hab ich keine Lust drauf, aber bevor ich das irgendwie mitteilen kann, hat mir M. schon den Hörer in die Hand gedrückt.

Hallo!

Hallo! Und?

Gut!

Was gibt's?

Nichts!

Das stimmt doch net! Ich hör doch an der Stimme, dass sie mir was brühwarm erzählen will. Ich mache also gute Miene zum bösen Spiel.

Ahh... heute ist der erste Tag, an dem es mir schlecht ist. Aber ich will da jetzt nicht mehr reininterpretieren, wie vielleicht ist...

Ah, schön, freut mich...

Und was hast du so gemacht, die Tage?

Schrank ausgeräumt und wieder ein. Dauernd zum Arzt gerannt...

Du willst es? Du kriegst es!

Und raus muss es sowieso irgendwann. Warum also nicht jetzt sofort?

Warum das denn?

Wegen Bluttest.

Und?

Nichts.

Oh, nö!

Das ist OK.

Ach ich leide mit dir. Wir sitzen ja sozusagen im gleichen Boot. Ich mein, bei uns hats ja geklappt, wir wissen ja wenigstens, dass es funktioniert.

Ja, das ist OK.

Ja, wann macht ihr denn den nächsten Versuch.

Weiß nicht. Man muss ja eh drei Monate warten.

Warum das denn?

Riesen Eierstöcke, Zysten, zurückentwickeln, normalisieren, soweit das bei mir halt geht, vielleicht operieren….

Du willst doch jetzt nicht aufgeben, oder?

Oh, hat da vielleicht doch jemand gemerkt, dass ich gerade nicht vor Freude Luftsprünge mache?

Mhhmmm….mal bissl sacken lassen…mal sehen…

Nein, ihr gebt jetzt nicht auf, dann kuschel heute Abend mal mit deinem Mann, das wird ja nicht so ein Eisklotz sein wie meiner….

Nee…aber meinste dem geht's grad anders?

Muss das jetzt wirklich sein. Ich hab für sowas grad gar keinen Nerv. Und diese nervigen Redepausen. Die fühlen sich an wie eine Ewigkeit.

Nee, klar…aber dann lass mal sacken, so wie du sagst und dann startet ihr neu, du kannst ja jetzt nicht aufgeben.

Stimmt net! Ich kann aufgeben wann ich will! Wann wir wollen! Und im Moment bin ich mir nicht sicher, wie viel wir noch aushalten.

Wir können uns nächstes Jahr, dann ja mal treffen…

Ja, können wir.

Ich bin kurz angebunden.

Wir könnten ins Kino gehen. Ich war schon so lange nicht mehr im Kino. Was guckst du denn so?

Ach, alles Mögliche, aber ich weiß grad nicht was läuft…

Ich auch nicht.

Ich glaub der neue Star Wars, aber den werden wir uns noch dieses Jahr reinziehen.

Ahja, dann können wir ja mal gucken.

Genau, so machen wirs.

Auch das hab ich geschafft! Aber ich war heute bestimmt kein guter Gesprächspartner. Aber wundert das jemand? Wirklich? Ich glaube sie beißt sich auch schon in den Arsch für ihr Verhalten. Aber woher soll sie auch wissen, dass das grad vielleicht ein ungünstiger Zeitpunkt ist? Außerdem hat sie schon die rosarote oder hellblaue Brille auf und freut sich schon wie ein Schneekönig! Innerlich. Auch, wenn sie es nicht zugibt und nach außen vernünftig, bodenständig und cool bleibt.

Aber was sollen die Leute auch sagen? Mitleid? Brauchen wir nicht! Es wird alles gut? Es gibt Schlimmeres? Tut mir leid! Ich kann mir im Moment nichts Schlimmeres vorstellen. Und ob alles gut wird, weiß auch keiner. In Ruhe lassen? Oder Ansprechen? Weiß ich selber nicht. Beides grad scheiße.

Wenn man das als Dritter, Außenstehender sieht…

Auch das funktioniert jetzt gerade überhaupt nicht….

Und dann noch so einen Kotzbrocken wie mich als Gegenüberhaben? Keine schöne Aussicht!

Und was das Allerschlimmste ist: Sie meinen es alle gut! Sehr gut sogar! Und sie leiden wirklich alle mit!

Trotzdem: Ich entschuldige mich für mich und mein Verhalten, aber es geht im Moment wirklich nicht anders. TUT MIR LEID!!!

Viel Spaß beim Kotzen!

Ich kotze noch nicht!

Das kommt dann morgen!

Ich schicke mein schönstes Grinsen durch den Hörer...

Ich hab mich glaube ich ganz gut aus der Affäre gezogen. Sie wird mir meine „Missstimmung" hoffentlich verzeihen...

Heute kriegts jeder ab: Ich schimpfe auf jeden Autofahrer, ich gönne es jedem nicht, der schon Kinder hat und bei denen sie wie am Fließband gerade so rausfallen erst recht nicht und ich verfluche die Kollegin, die mit vierzig noch schwanger geworden ist und Ende April ihr Baby bekommt.

> Oh, schön...

Sagt meine Mama.

> Nix schön!

Kontere ich.

> Doch! Wenn Sie nicht schwanger wäre, heißt das nämlich nicht, dass du es wärst.

Sie hat ja Recht. Aber ich habe jetzt keinen Kopf, um vernünftig und liebenswert zu sein. Nächstes Jahr wieder. Ich will rumkotzen. Rette sich wer kann!

Was erwarten die Leute denn von einem?

Aufstehen, Krone richten und mit erhobenem Haupt weitermarschieren.

Was erwarte ich denn von den Leuten?

Drillingswünsche für das nächste Jahr? Aufmunterung? Ermutigung? Oder vielleicht doch Mitleid?

Vielleicht einfach nur ein kurzes: „Ich bin mit dir traurig."

Alles andere funktioniert in diesem Moment nicht.

Wir gehen abends ins Kino. Star Wars. Das haben wir schon lange abgesprochen. Lust hat keiner, aber vielleicht tut das gut, zwei Stunden mal was anderes sehen und hören. Und außerdem wird heute Abend bestimmt nicht – oder zumindest nicht viel – über Kinder gesprochen. Weder mit den Freunden noch im Film!

Wir schaffen es aber trotzdem noch uns zu zanken und gegenseitig an die Gurgel zu springen. Und schlafen im Streit ein. Alles andere bringt nichts. Irgendwann muss man es einfach gut sein lassen und hoffen, dass die Welt morgen irgendwie anders aussieht.

Tut sie auch. Es hat sich nichts geändert. Aber es tut ein bisschen weniger weh...ein glitze-kleines Bisschen...

Trotzdem macht es uns das Jahr sehr einfach uns von ihm zu verabschieden...

Vielleicht meint es ja das nächste besser mit uns...

So! Und hier endet meine Geschichte!

Wie meine Reise weitergeht oder ob wir unsere Ziele, unseren Wünsche, unsere Träume erreichen werden, ist hier nicht wichtig!

Es ist nicht wichtig, weil ich niemandem versprechen kann, dass es auf jeden Fall irgendwann klappen wird.

Ich kann es einfach nicht.

Ich weiß es nicht.

Und noch ein dritter erfolgloser Versuch mit mir...das muss wirklich nicht sein! Schlimmer geht immer. Ich weiß. Aber das wünsche ich keinem. Und man soll nicht immer vom Schlimmsten ausgehen. Positiv denken!

Klar, es gibt immer mal was Neues. Aber, ob das dann noch so weltbewegend anders ist, dass es hier hin gehört? Ich weiß nicht...

Außerdem soll das hier ein fröhliches Buch sein! Zum Lachen! Mit ernsten Teilen und traurigen Passagen. Sicher. Aber hauptsächlich positiv. Das Leben annehmen. Nicht immer den schwarzen Punkt auf dem Papier sehen, sondern die freie weiße Fläche, die man sich gestalten kann wie man möchte.

Vielleicht, bringt mich noch ein Arzt um den Verstand. Vielleicht benutze ich auch noch das ein oder andere Schimpfwort mehr. Vielleicht hab ich besonderes Glück bei der Auswahl meiner nächsten Hormonopfer und finde sie auf der Arbeit, damit mein Mann entspannt die Füße hochlegen kann. Vielleicht finde ich auch die Praxis meiner Träume. Oder ich werde urplötzlich auf natürlichem Wege schwanger. Ich könnte auch mal zum Heilpraktiker gehen. Alternative Medizin. Oder Traditionelle Chinesische Medizin ausprobieren. Osteopathie, Voodoo, Medizinmann. Oder alles zusammen. Vielleicht brechen wir das Ganze auch ab. Und kaufen uns einen Hund. Vielleicht machen wir auch den großen Schritt in Richtung Adoption. Oder Pflegekind. Wer weiß das schon?

Ich will auch keine falschen Hoffnungen wecken. Manchmal geht unsere Geschichte anders als wir sie uns wünschen, erträumen und planen – und manchmal völlig anders als wir denken.

Und noch weniger will ich jemanden mit meiner Geschichte beeinflussen.

Den richtigen Weg muss jeder für sich selbst finden.

Höhen und Tiefen gehören dazu!

Dafür gibt es dieses Buch!

Selbstkritik! Und Selbstironie!

Lachen! Und Humor!

Und bitte nicht alles bierernst sehen.

Manchmal geht das nicht anders. Ich weiß! Man kann Gefühle nicht einfach abstellen. Aus-Knopf, fertig. Oder Batterien raus. Auch wenn man will.

Aber irgendwann, ist es besser alles mit dem nötigen Quäntchen Humor zu sehen. Im Nachhinein ist es oft bester Slapstick. Wie man lesen konnte. Und bestimmt auch ein bisschen Galgenhumor.

Diese sensible Zeit oder diese sensiblen Zeiten können und müssen auch mit Humor durchstanden werden. Sie werden dadurch ein bisschen leichter. Aber man muss es zulassen.

Hier wieder meine Theorie: Wenn es der Mama gut geht, geht es auch dem Krümel gut!

Egal in welchem Stadium: Bevor der Zauber anfängt, Eibläschen, Follikel, punktiert, gefischt, befruchtet oder nicht, verschmolzen, Embryo, Blastozyste, bebrütet, eingefroren, aufgetaut …

Lachen ist gesund!

Mit jedem Lacher, Lachen, Lächeln, Schmunzeln, das ich hoffentlich auf das Gesicht eines Lesers oder einer Leserin zaubere, habe ich eines meiner Ziele erreicht!

Danke dafür.

Noch was zum Schluss: Oder das Wort zum Sonntag: Nein, Nachwort, sagt man:

Googeln bringt gar nichts! Echt!

Aber macht es ruhig! Wenn es in den Fingern juckt! Hau auf die Tasten! Ich habs trotz dieser weltbewegenden Erkenntnis – die mich schon sehr früh ereilt hat, immer wieder gemacht. Konnte man ja lesen. Um einfach jedes Mal wieder festzustellen, dass es völliger Blödsinn ist. Weil viele Ergebnisse aus solchen Frage-Antwort-Foren kommen. „Ich habe…" usw. … Die Probleme sind alle immer ganz ähnlich, wie die eigenen, aber trotzdem Grund verschieden! Ich habe gelesen, geklickt, neu formuliert und manchmal Stunden vor der Kiste verbracht. Ohne Ergebnis.

Obwohl, das kann man so nicht sagen. Das Ergebnis war jedes Mal wieder die Erkenntnis: Es ist doch anders, man kann das nicht vergleichen. Also warten, Tee trinken und den Arzt fragen.

Hat sich auch bewährt. Es war nämlich nie so wie in den gelesenen Beiträgen! Und zum Glück auch immer völlig unkompliziert, schmerzfrei und unspektakulär. Vielleicht hart für das Mutterherz. Aber leider gehört auch das dazu.

Denke immer daran:

Du bist eine kostbare Zutat in der Suppe des Lebens. Eine knappe Ressource. So eine Art Safran für deine Lieben.

Herzlichst

Deine Tina

Danke….

…sage ich aus tiefstem Herzen zu M., der mich die ganze Zeit ausgehalten hat und immer noch aushält. Ich liebe dich!

Dank geht außerdem…

… an P. und B., für die Ermutigung ein Buch zu schreiben und zu veröffentlichen,

… an K. und K. fürs Lektorat und die fachliche Beratung rund ums Buch,

… an das gynäkologische Kompetenzteam,

… an meine Eltern, die mich schon immer in allem unterstützt und bestärkt haben, ich liebe euch,

… an meine Schwiegereltern, für ihr Mitgefühl und ihre Ehrlichkeit und

… an C., M. und S. für viele liebe und wahre Worte.